Raab

Richtig einkaufen bei Adipositas-OP

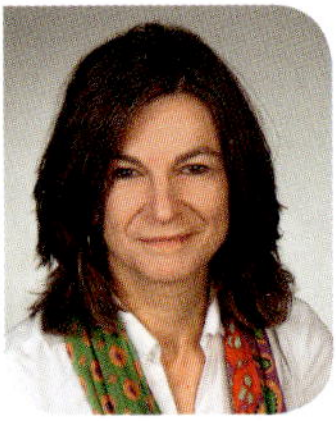

Dr. Heike Raab ist Oecotrophologin und Ernährungsberaterin VDOE. Seit über 20 Jahren arbeitet sie im klinischen Bereich in der Ernährungsberatung/-therapie, überwiegend in der Adipositastherapie und Diabetologie. Zudem ist sie Referentin für Multiplikatoren zu den verschiedenen ernährungstherapeutischen Themen. Menschen auf ihrem Weg vor und nach der OP zu begleiten ist ihr ein großes Anliegen. »Essen nach der Adipositas-OP bedeutet nicht, dass eine weitere Diät durchgeführt werden soll. Es heißt vielmehr, das Essen – wenn auch in kleinen Portionen – wieder zu genießen. Neben der Veränderung der Essgewohnheiten ist eine gute Versorgung mit Protein sowie die regelmäßige und ausreichende Supplementation Voraussetzung für eine erfolgreiche Gewichtsabnahme und das Halten des erreichten Gewichts.«

Dr. Heike Raab

Richtig einkaufen bei Adipositas-OP

Lebensmittel, Checklisten, Vitamine, Nährstoffe

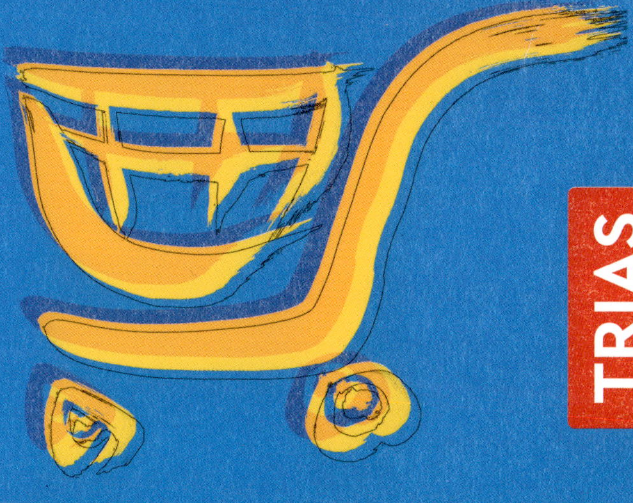

TRIAS

Liebe Leserin, lieber Leser,

die Adipositas-OP ist ein gutes Hilfsmittel, nicht nur um abzunehmen, sondern vor allem, um das erreichte Gewicht zu halten. Nach der OP ist es jedoch besonders wichtig, darauf zu achten, alle notwendigen Nährstoffe zusätzlich einzunehmen. So sollten Sie ausreichend Protein (Eiweiß) essen und Vitamine und Mineralstoffe in den empfohlenen Mengen einnehmen.

Eine regelmäßige Zufuhr dieser Nährstoffe ist absolut notwendig. Sie sollen nach der Adipositas-OP erfolgreich abnehmen, aber keine Mangelerscheinungen entwickeln.

Seit vielen Jahren bin ich im Bereich der Adipositas-Chirurgie tätig. Insbesondere in der Nachsorge zeigt sich, dass Protein ein sehr wichtiges Thema ist – und das nicht nur direkt nach der OP, sondern auch bei Betroffenen, die schon vor vielen Jahren operiert wurden.

Dieser Ratgeber will Ihnen nun die Auswahl des Proteins erleichtern und Ihnen einen guten Überblick über den Proteingehalt verschiedenster Lebensmittel geben, damit Sie abwechslungsreich essen können und dabei gut versorgt werden.

Auch die regelmäßige Einnahme von Vitaminen und Mineralstoffen ist ein wichtiger Punkt in der Nachsorge. Sie finden in dem Ratgeber Beschreibungen und Zufuhrempfehlungen zu einzelnen Vitaminen und Mineralstoffen, deren Aufnahme nach der OP schwierig werden kann. Ebenso finden Sie eine Übersicht über empfohlene Laboruntersuchungen.

Ich hoffe, Ihnen mit diesem Ratgeber hilfreiche Informationen geben zu können.

Ihre Dr. Heike Raab

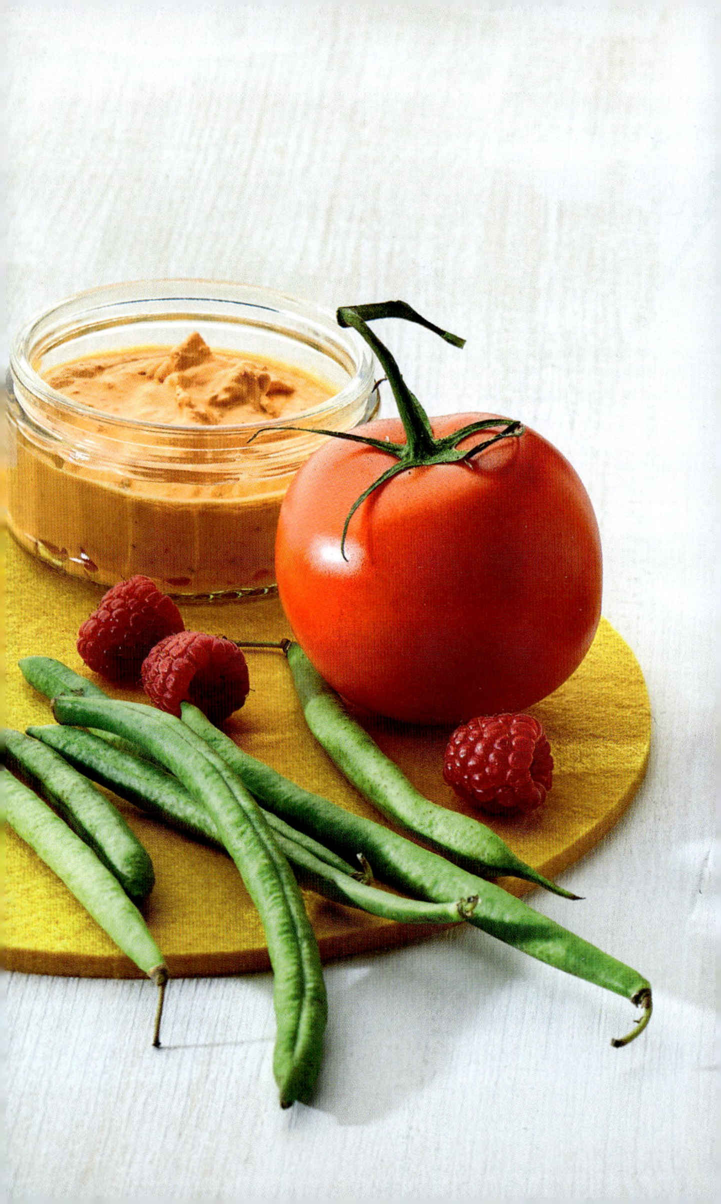

Gut versorgt nach der OP

Sie haben es geschafft und schon einen tollen Erfolg erreicht. Nun heißt es, weiterhin gut mit allen Nährstoffen versorgt zu sein.

Adipositas-Operationen

Eine Operation kann Ihnen dabei helfen, Ihr Gewicht zu reduzieren und das erreichte Gewicht zu halten.

Die Adipositas-Chirurgie kennt verschiedene Operationsverfahren, den Magen zu verkleinern und damit das Abnehmen und das Gewichthalten dauerhaft zu unterstützen. Die Operation ist dabei aber nur ein Hilfsmittel. Entscheidend für den dauerhaften Erfolg ist die langfristige Veränderung der Ess- und Bewegungsgewohnheiten, die nicht immer einfach ist. Unterstützung dabei bekommen Sie in Ihrem Adipositas-Zentrum, bei Ihrer Ernährungsfachkraft und in der Selbsthilfegruppe (www.adipositasverband.de).

Prinzipiell lassen sich restriktive und gemischte Verfahren unterscheiden. Bei einer restriktiven Methode (Einschränkung) wie z. B. dem Schlauchmagen wird das Magenvolumen verringert. Dadurch wird mit kleinen Portionen ein Sättigungsgefühl erreicht. Bei gemischten Verfahren wie z. B. dem Magenbypass wird der Magen verkleinert (Restriktion) und ein bestimm-

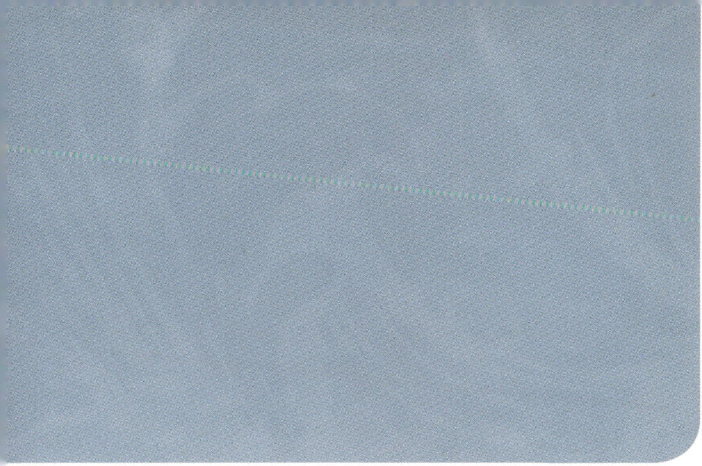

ter Teil des Darms umgangen, wodurch es zu einer schlechteren Aufnahme bestimmter Nährstoffe kommt (Malabsorption).

Info

Nach allen OPs gilt: Eine begleitende Veränderung der Ess- und Bewegungsgewohnheiten sowie die regelmäßige und lebenslange Einnahme von Vitaminen und Mineralstoffen (Supplementation) ist absolut notwendig für einen langfristigen Erfolg!

Der normale Verdauungsweg

Damit Sie das Wirkprinzip Ihrer Operation besser verstehen können, sollten Sie wissen, wie der normale Verdauungsweg funktioniert.

Im Mund wird das Essen durch Kauen zerkleinert und mit Speichel vermischt. Hier werden bereits Kohlenhydrate grob aufgespalten. Danach gelangt das Essen durch die Speiseröhre in den Magen und wird dort mit Magensäure und proteinspaltenden Enzymen vermengt. Die Eiweißverdauung beginnt. Der Magen dient als Speicher und gibt portionsweise über den Magenpförtner (Pylorus) den Nahrungsbrei in den Dünndarm, genauer in den Zwölffingerdarm (Duodenum), ab.

Dort wird die Nahrung mit Gallensäuren und Verdauungssäften (Enzymen) aus der Bauchspeicheldrüse vermischt. Kohlenhydrate, Fette und Proteine werden aufgespalten. Hier wird auch der größte Teil von Eisen und Kalzium aufgenommen. Der Nahrungsbrei wird durch Darmbewegungen voranbewegt. Im Leerdarm (Jejunum) werden die Nährstoffe ins Blut aufgenommen (resorbiert). Der weitere Abschnitt des Dünndarms heißt Krummdarm (Ileum). Hier werden die restlichen Nährstoffe resorbiert.

Unverdaute Nahrungsbestandteile, wie Ballaststoffe, werden in den Dickdarm weitergeleitet und zum Teil weiter aufgespalten. Der Speisebrei wird eingedickt und als Stuhl ausgeschieden.

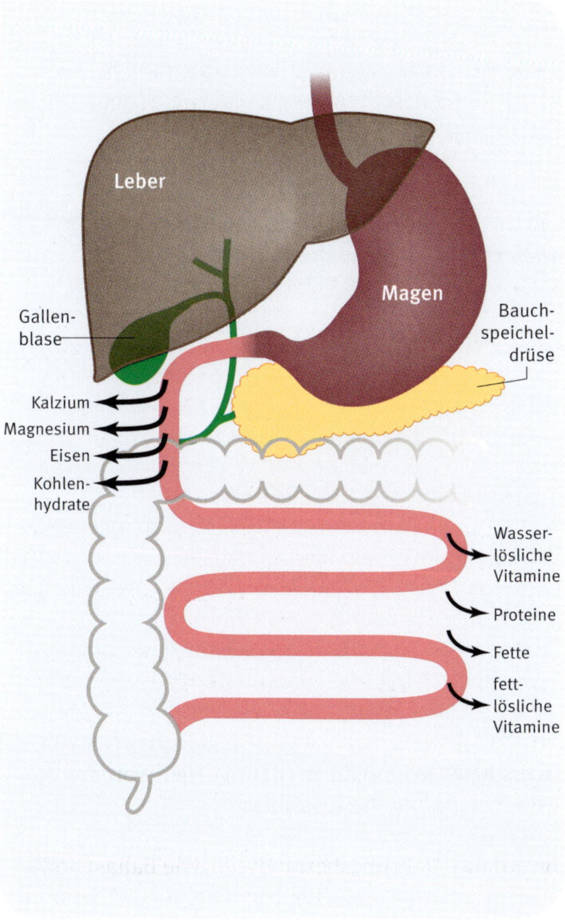

So sieht der normale Verdauungsweg aus.

Schlauchmagen

Die Schlauchmagen-Operation gehört zu den restriktiven Verfahren in der Adipositas-Chirurgie. Sie gilt als Standardverfahren und wird weltweit neben der Magenbypass-Operation am häufigsten durchgeführt. Hier wird ein großer Teil des Magens in der Längsachse abgetrennt. Diese Operation kann nicht mehr rückgängig gemacht werden, da der abgetrennte Magenanteil aus dem Bauchraum entfernt wird.

Es entsteht ein schmaler, schlauchförmiger Restmagen, der ein Volumen von etwa 70–150 ml hat. Somit vermitteln bereits kleine Nahrungsmengen ein ausgeprägtes Sättigungsgefühl. Der Darm bleibt unverändert. Gleichzeitig kommt es zu einer Beeinflussung des Hungerhormons Ghrelin. Dieses ist an der Regulierung der Energieaufnahme des Körpers beteiligt. Es wird in einem Teil des Magens, dem sogenannten Fundus, gebildet. Dieser wird jedoch bei der Operation entfernt, wodurch der Ghrelinspiegel nach der Operation deutlich absinkt und weniger Hungergefühl auftritt. Der Effekt von Ghrelin auf die Gewichtsabnahme ist allerdings nicht eindeutig, da Ghrelin auch in anderen Organen des Körpers gebildet werden kann.

Vitamine und Mineralstoffe müssen lebenslang supplementiert werden.

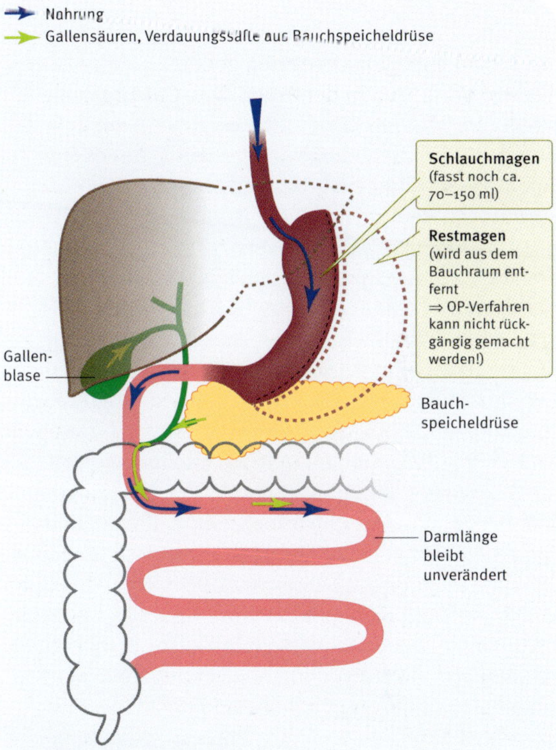

Folgende Vitamine und Mineralstoffe müssen lebenslang supplementiert werden:
Multivitamin mit Mineralstoffen, Kalzium, Vitamin D, Vitamin B_{12} und Eisen.

Magenbypass (Roux-Y-Magenbypass)

Der Magenbypass ist ebenfalls ein Standardverfahren. Diese Operation hat durch den kleinen Magenpouch einen restriktiven Anteil und einen malabsorptiven Anteil, da durch die Umgehung eines Teils des Dünndarms Nährstoffe schlechter aufgenommen werden.

Am Mageneingang wird ein etwa 15–20 ml kleiner Vormagen (Magenpouch) gebildet. Der Hauptteil des Magens wird blind verschlossen und verbleibt in seiner ursprünglichen Lage im Bauchraum.

Der Dünndarm wird durchtrennt. Der obere Abschnitt (Zwölffingerdarm und oberer Teil des Leerdarms) wird umgangen. In diesen Bereich, auch biliopankreatischer Schenkel genannt, münden die Verdauungssäfte aus der Bauchspeicheldrüse und die Gallensäuren.

Der unterhalb dieser Durchtrennung liegende Teil des Darms wird hochgezogen und mit dem Magenpouch verbunden (1. Anastomose). Die Nahrung gelangt somit durch den kleinen Magen direkt in diesen Darmabschnitt (alimentärer Schenkel). Eine zweite Anastomose verbindet die beiden Schenkel.

Es treten auch hier hormonale Veränderungen auf. Menschen mit Diabetes profitieren besonders von einem Magenbypass.

Supplemente müssen regelmäßig und lebenslang eingenommen werden.

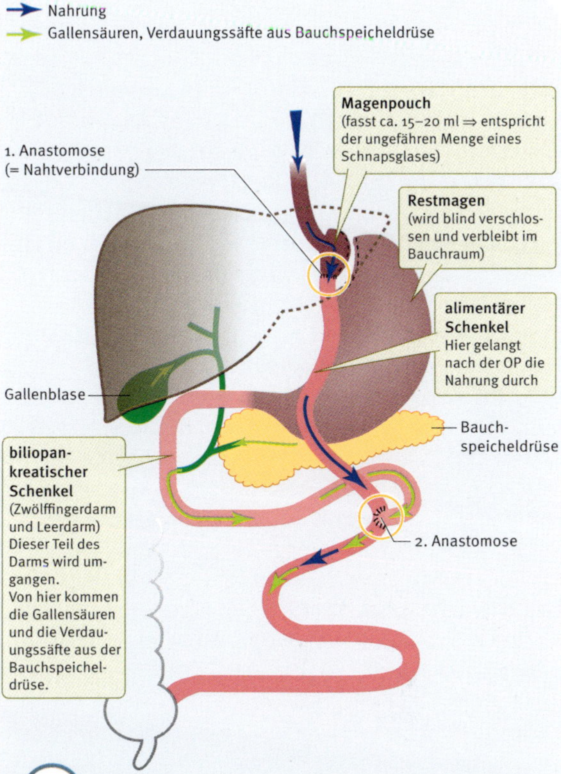

Folgende Vitamine und Mineralstoffe müssen lebenslang supplementiert werden:

Multivitamin mit Mineralstoffen, Kalzium, Vitamin D, Vitamin B_{12} und Eisen.

Omega-Loop-Magenbypass

Der Omega-Loop-Magenbypass ist eine besondere Form der Magenbypass-Chirurgie. Dieser Bypass wird oft auch als Mini-Bypass oder Ein-Anastomosen-Bypass bezeichnet, da es bei diesem Verfahren nur eine neue Nahtverbindung (Anastomose) zwischen Magenpouch und Dünndarm gibt. Bei diesem Verfahren wird am Mageneingang ein etwa 50 ml fassender schmaler und eher länglicher Magenpouch gebildet. Der Hauptteil des Magens wird hier ebenfalls blind verschlossen und ausgeschaltet. Der Magenpouch wird anschließend mit dem Dünndarm verbunden. Beim Omega-Loop-Bypass werden meist 200 cm, teils auch 150 cm Dünndarm von der Nahrungspassage ausgeschaltet (biliopankreatischer Schenkel).

Der Hauptmechanismus ist zum einen wiederum die Restriktion der Essensmenge aufgrund des kleinen Magens. Zum anderen kommt es durch die Länge des biliopankreatischen Schenkels zu einer schlechteren Aufnahme von Nährstoffen und teilweise zu Fettverdauungsstörungen.

Vitamine und Mineralstoffe müssen zur Vermeidung von Mangelerscheinungen regelmäßig und lebenslang eingenommen werden.

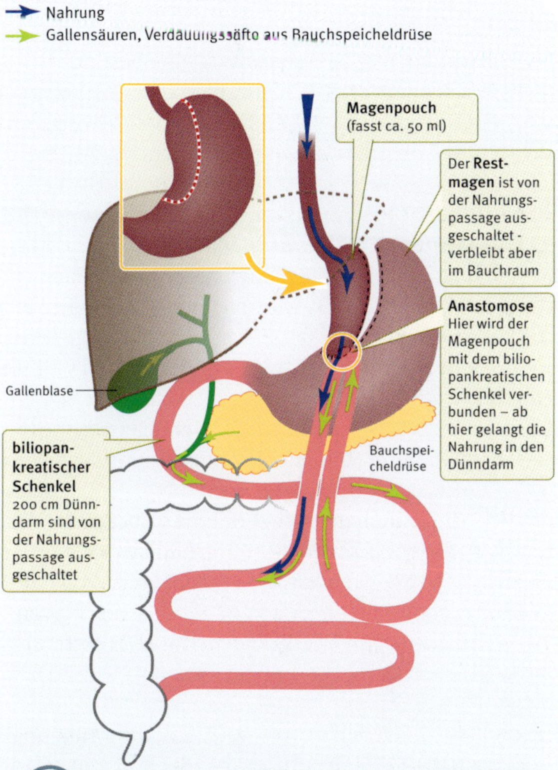

+

Folgende Vitamine und Mineralstoffe müssen lebenslang supplementiert werden:

Multivitamin mit Mineralstoffen, Kalzium, Vitamin D, Vitamin B_{12} und Eisen.

Biliopankreatische Diversion (BPD)

Die biliopankreatische Diversion (BPD) wird nur in speziellen Kliniken mit erfahrenen Chirurgen laparoskopisch durchgeführt. Bei diesem Operationsverfahren kommt es neben der Verkleinerung des Magens auf ein Volumen von ca. 200–250 ml (Restriktion) zu einer Ausschaltung eines großen Teils des Dünndarms (Malabsorption). Erst etwa 50–75 cm bevor der Dünndarm in den Dickdarm übergeht, werden die Nährstoffe mit den Verdauungssäften durchmischt und aus dem Darm ins Blut aufgenommen. Die malabsorptive Komponente steht also klar im Vordergrund.

Durch dieses Verfahren kommt es zwar zu einer guten Gewichtsreduktion, aber auch zu einer Störung der Fettverdauung und damit verbunden zu Durchfällen. Auch Vitamine, insbesondere die fettlöslichen Vitamine A, D, E und K, und Mineralstoffe (besonders Eisen und Kalzium) werden schlechter aufgenommen.

Zur Vermeidung von Mangelerscheinungen muss hier besonders sorgfältig auf eine regelmäßige und ausreichende Supplementation mit Vitaminen, Mineralstoffen und Protein geachtet werden.

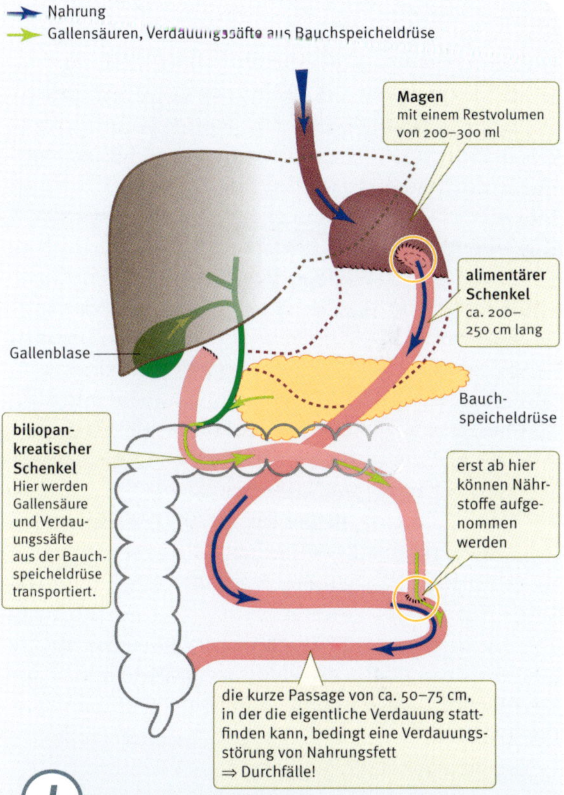

Folgende Vitamine und Mineralstoffe müssen lebenslang supplementiert werden:

Multivitamin mit Mineralstoffen, Kalzium, fettlösliche Vitamine A, D, K und E, Vitamin B_{12} und Eisen.

Biliopankreatische Diversion mit Duodenalswitch (BPD-DS)

Diese Operation wird ebenfalls nur in speziellen Kliniken von erfahrenen Chirurgen durchgeführt. Dieses Verfahren ist die Weiterentwicklung der biliopankreatischen Diversion bezüglich der Magenform. Hier erfolgt zunächst eine Schlauchmagenbildung mit einem Volumen von 150–200 ml (Restriktion). Auch bei diesem Operationsverfahren kommt es zu einer Ausschaltung großer Teile des Dünndarms. Die Nährstoffe werden erst etwa 75–100 cm vor dem Übergang des Dünndarms in den Dickdarm mit den Verdauungssäften durchmischt und können dann aufgenommen werden. Dies ist die malabsorptive Komponente. Die Gewichtsreduktion beruht zum einen auf der Verkleinerung des Magens, also der Restriktion. Zum anderen führt die Ausschaltung des Dünndarms zu einer unzureichenden Aufnahme von Nährstoffen. Darauf beruht das Wirkprinzip diese Operation. Weitere Nährstoffe wie Fett, Protein und die fettlöslichen Vitamine werden gleichfalls schlechter aufgenommen.

Um Mangelerscheinungen vorzubeugen, muss hier sehr genau auf die regelmäßige und ausreichende Supplementation mit Vitaminen, besonders den fettlöslichen, Mineralstoffen und Protein geachtet werden.

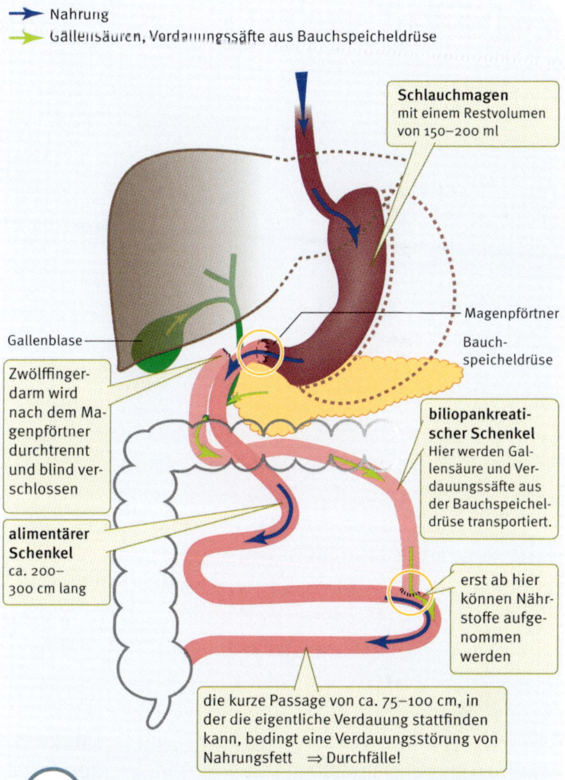

Folgende Vitamine und Mineralstoffe müssen lebenslang supplementiert werden:

Multivitamin mit Mineralstoffen, Kalzium, fettlösliche Vitamine A, D, K und E, Vitamin B_{12} und Eisen.

Den Proteinbedarf decken

Protein gehört neben den Kohlenhydraten und Fetten zu den Hauptnährstoffen. Nach der Operation ist Protein besonders wichtig für Sie.

Protein (Eiweiß) ist ein wesentlicher Bestandteil des Körpers und hat verschiedenste Aufgaben:

- Baustein für Zellen und Gewebe (z. B. Muskeln, Organe, Blut)
- Baustein für Hormone (z. B. Insulin)
- Baustein für Enzyme (sind wichtig für Stoffwechselvorgänge)
- Bestandteil des Immunsystems
- Baustein für Gerinnungsfaktoren der Blutgerinnung
- Transport von Nährstoffen im Blut (z. B. Fette, Eisen)
- Strukturproteine (Kollagene) der Haut, des Bindegewebes und der Knochen
- Keratinstruktur wie Haare und Nägel

Unsere Körperzellen müssen ständig erneuert werden, dafür benötigen sie Protein. Deshalb ist der Körper auf eine tägliche Proteinzufuhr angewiesen.

Wie viel Protein brauche ich?

Der durchschnittliche Bedarf des Erwachsenen liegt bei 0,8 g pro kg Sollgewicht (= Normalgewicht, also: Körpergröße in cm minus 100). Für Menschen, die älter sind als 65 Jahre, werden 1,0 g Protein pro kg Sollgewicht empfohlen. Hierbei handelt es sich um die Empfehlungen der Deutschen Gesellschaft für Ernährung (DGE) von 2017.

Die Höchstgrenze liegt bei 2,0 g pro kg Körpergewicht. Es gibt allerdings nur wenige Daten über ungünstige Auswirkungen einer zu hohen Proteinzufuhr. Deshalb wurde aus Sicherheitsgründen der obere Grenzwert für 2,0 g Protein pro kg Sollgewicht festgelegt. Das sind rund 120 g für Frauen und etwas 140 g für Männer.

Nach der Adipositas-Operation ist es besonders wichtig, auf eine ausreichende Proteinzufuhr zu achten. Es werden 0,8-1,0 g Protein pro kg Sollgewicht empfohlen. Das entspricht im Schnitt einer Menge von 60-80 g Protein nach einer Schlauchmagen-Operation und Bypass-Operationen. Bei Menschen mit einem sehr hohen Ausgangsgewicht ist eine Erhöhung der Proteinzufuhr zu empfehlen.

Nach einer BPD bzw. BPD/DS-Operation sollten es sogar 80-100 g Protein pro Tag sein.

Was passiert, wenn ich zu viel Protein esse?

Nach der Operation und insbesondere in der ersten Zeit nach dem Eingriff werden Sie kaum zu viel Protein essen. Im Gegenteil – viele Patienten erreichen nur mit Mühe die empfohlene Menge von 60–80 g bzw. 80–100 g Protein pro Tag.

Somit ist es sehr unwahrscheinlich, dass Sie zu viel Protein essen. Generell sind jedoch bei einem deutlich erhöhten Proteinkonsum langfristig Nierenschädigungen nicht auszuschließen.

Wie entsteht und zeigt sich ein Proteinmangel?

Aufgrund der OP kann es zu einer schlechten Versorgung mit Protein und eventuell auch Mangelerscheinungen kommen. Eine Ursache hierfür ist die Größe des Magenpouches. Zum einen passen nur noch kleine Portionen in den Magen und zum anderen können auch Unverträglichkeiten bestimmter Lebensmittel auftreten. So kann beispielsweise langfaseriges Fleisch infolge der geringeren Menge an Magensäure nicht mehr so gut verdaut werden und deshalb zu Unwohlsein führen. Auch Essgewohnheiten spielen eine wichtige Rolle. Mögen Sie proteinhaltige Lebensmittel und vertragen Sie diese? Und zu guter Letzt hängt die Proteinaufnahme vom Operationsverfahren ab. Beim Schlauchmagen kann das Protein gut resorbiert werden, bei einem malabsorptiven Verfahren wird die Aufnahme auch von der Länge der Resorptionsstrecke beeinflusst.

Mangelsymptome Anzeichen eines Mangels können Haarausfall und allgemeine Schwäche sein.

Proteine sind aus Aminosäuren aufgebaut

Aminosäuren sind die Bausteine, aus denen Proteine zusammengesetzt sind. Es gibt 20 verschiedene Aminosäuren, die vom menschlichen Körper zum Aufbau von Protein verwendet werden. Von diesen 20 Aminosäuren sind

- neun unentbehrlich (essenziell), sie müssen also mit der Nahrung aufgenommen werden, weil der menschliche Körper sie nicht selbst bilden kann.
- drei halbentbehrliche (halbessenzielle) und acht entbehrliche (nicht essenzielle) Aminosäuren. Diese können im Körper aus anderen Aminosäuren aufgebaut werden.

Verzweigte Aminosäuren heißen BCAA

Als BCAA (Abkürzung für: Branched Chain Amino Acids) bezeichnet man die verzweigtkettigen Aminosäuren Valin, Leucin und Isoleucin, die zu den unentbehrlichen Aminosäuren zählen und somit mit dem Essen aufgenommen werden müssen. Diese Aminosäuren werden direkt in die Muskulatur aufgenommen und müssen nicht, wie die anderen Aminosäuren, über die Leber verstoffwechselt werden. BCAAs können den Muskelaufbau unterstützen und sind in allen proteinhaltigen Lebensmitteln enthalten.

Was bedeutet biologische Wertigkeit?

Die biologische Wertigkeit gibt an, wie viel g Körperprotein aus 100 g Nahrungsprotein aufgebaut werden können. So hat beispielsweise ein Hühnerei eine biologische Wertigkeit von 100, was bedeutet, dass aus 100 g Hühnerei-Protein 100 g Körperprotein aufgebaut werden können. Die beste biologische Wertigkeit liefert die Kombination von Kartoffel und Ei.

Weitere Lebensmittelkombinationen, deren Aminosäuren einander ergänzen und besonders hochwertige Proteine liefern, können Sie der Tabelle entnehmen.

Biologische Wertigkeit in Zahlen

Lebensmittel und -kombinationen	Biologische Wertigkeit
Vollei + Kartoffel (36 %:64 %)	136
Milch + Weizenmehl (75 %:25 %)	125
Vollei + Soja (60 %:40 %)	124
Vollei + Milch (76 %:24 %)	119
Milch + Kartoffel (51 %:49 %)	114
Vollei	100
Kartoffel	96
Rindfleisch	87
Kühmilch	85
Sojamilch	84
Reis	82
Bohnen	73
Mais	72
Weizen	59

Gute Lebensmittelkombinationen für die Proteinaufnahme

Kombination	Beispiele
Kartoffel + Ei	Kartoffel + Spiegelei
	Bauernomelette
	Kartoffeln mit grüner Soße und Ei
Kartoffel + Milchprodukt	Pellkartoffel mit Quark
	Kartoffelpüree
	Kartoffelauflauf mit Käse
Getreide + Hülsenfrüchte	Linsen und Spätzle
	Bohneneintopf mit Brot
	Linsengemüse mit Reis
	Brot mit Kidneybohnencreme
Getreide + Milchprodukt	Brot mit Käse/Kräuterquark
	Getreideflocken mit Joghurt
	Nudeln mit Käse

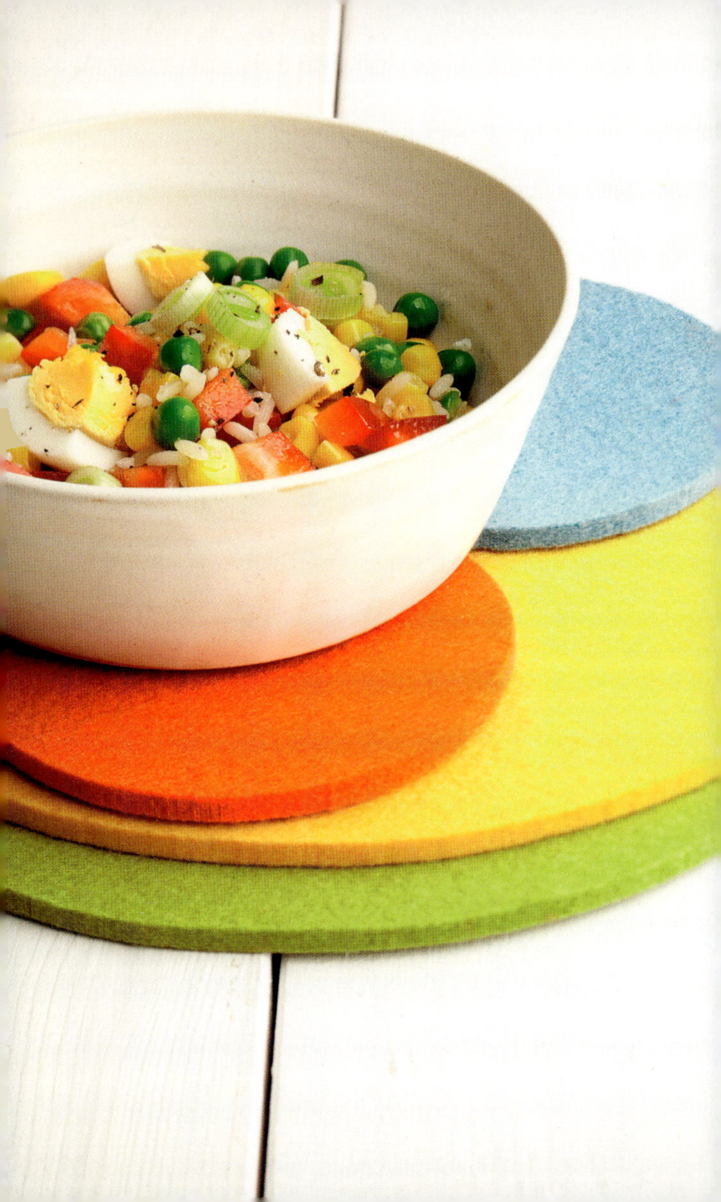

Proteinaus-tauschtabellen

Auf den folgenden Seiten finden Sie tabellarische Übersichten über die Lebensmittel, die das für Sie so wertvolle Protein enthalten.

So lesen Sie die Tabellen

In den nachfolgenden Tabellen finden Sie, nach Lebensmittelgruppen – Milch, Fleisch, Fisch usw. – sortiert, proteinhaltige Lebensmittel.

Lebensmittel, die kein Protein oder nur eine geringe Menge davon enthalten, wie beispielsweise Obst und Gemüse, sind hier nicht aufgeführt.

Damit Sie den Proteingehalt von Lebensmitteln besser einschätzen können und somit Ihre Proteinversorgung besser im Blick haben, gibt es zu jedem aufgeführten Lebensmittel zwei verschiedene Angaben:

- In der mittleren Spalte können Sie erkennen, welche Menge eines Lebensmittels Ihnen 10 g Protein liefert. Dies soll Ihnen helfen, Ihre tägliche Menge von 60–80 g Protein besser zu erreichen.
- Damit Sie die Lebensmittel besser vergleichen können, ist in der letzten Spalte der Proteingehalt in 100 g des jeweiligen Lebensmittels angegeben.

Auf die Angabe des Kohlenhydrat- und Fettgehalts wurde verzichtet, da dies die Tabellen unübersichtlich erscheinen ließe. Die nachfolgenden Tabellen sind als sogenannte Proteinaustauschtabellen gedacht, damit Sie auf einen Blick erkennen können, welche Menge eines Lebensmittels Ihnen 10 g Protein liefert.

Die in den Tabellen angegebenen Werte sind Durchschnittswerte. Bei Lebensmitteln mit Herstellerangabe beruhen die Werte auf Angaben des Herstellers und beziehen sich nur auf das erwähnte Produkt. Die Lebensmittelindustrie bietet eine so große Fülle von Produkten, dass es unmöglich ist, in einem Einkaufsführer wie diesem alle zu nennen. Daher besteht kein Anspruch auf Vollständigkeit.

Stand der jeweiligen Daten ist der Erscheinungstermin des Buches. Viele Hersteller ändern Ihre Rezepturen von Zeit zu Zeit. Aus diesem Grund sollten Sie sich ab und zu die Zeit nehmen, um die Angaben auf den Lebensmittelverpackungen genau lesen.

Alle weiteren Angaben stammen von:

- DGExpert der Deutschen Gesellschaft für Ernährung (DGE) und
- Kalorien mundgerecht, 15. Auflage 2014, Umschau Verlag.

Aus Gründen der Übersichtlichkeit wurden die Angaben teilweise gerundet.

Sollten Ihre Lieblingsspeisen nicht in den Tabellen enthalten sein, so können Sie die entsprechenden Angaben zum Proteingehalt der Nährwertanalyse auf der Produktverpackung entnehmen.

Folgende Abkürzung wurden verwendet: F. i. Tr. – Fett in der Trockenmasse.

Milch & Co. sowie pflanzliche Alternativen

Milch, Joghurt, Quark, Käse und alle anderen Milchprodukte liefern Ihnen nicht nur wertvolles Protein, sondern gleichzeitig auch Kalzium sowie Vitamin A und D. Die reinen Milchprodukte, wie beispielsweise Naturjoghurt, enthalten kaum Kohlenhydrate. Erst durch die Verarbeitung zu Fruchtjoghurt, Fruchtbuttermilch etc. kommt jede Menge Zucker in das Milchprodukt, weshalb die nicht gesüßten Produkte für Sie günstiger sind. Diese finden Sie auch in der nachfolgenden Tabelle. Beim Käse darf es durchaus auch einmal ein etwas fettreicherer sein. Sie essen ja nur noch kleine Portionen. Und das bisschen, was Sie essen, darf Ihnen auch schmecken und Sie sollen es genießen.

Pflanzliche Alternativen

Es gibt ein großes Angebot an sogenannten pflanzlichen Milch- und Joghurtalternativen. Diese Lebensmittel enthalten teilweise weniger Protein als Milch- und Milchprodukte. Hier lohnt sich wieder ein Blick auf die Verpackung, genauer auf die Nährwertanalyse. Auch hier sind in der Tabelle die ungesüßten Produkte aufgelistet, da diese weniger Zucker enthalten.

Lebensmittel	10 g Protein sind enthalten in	Protein in g pro 100 g Lebensmittel
Milch und Milchprodukte		
Ayran	500 ml	2
Buttermilch	330 g	3
Crème fraîche, 30 % Fett	400 g	2,5
Crème fraîche, Crème double, 40 % Fett	500 g	2,0
Dickmilch, 3,5 % Fett	285 g	3,5
Dickmilch, 10 % Fett	330 g	3
Joghurt, natur < 1 % Fett	285 g	3,5
Joghurt, natur 1,5 % Fett	285 g	3,5
Joghurt, natur 3,5 % Fett	250 g	4
Joghurt, natur 10 % Fett	330 g	3
Kefir, 1,5 % Fett	285 g	3,5

Lebensmittel	10 g Protein sind enthalten in	Protein in g pro 100 g Lebensmittel
Kefir, 3,5 % Fett	330 g	3
Kefir, 10 % Fett	330 g	3
Milch, 0,1 % Fett (Magermilch)	285 ml	3,5
Milch, 1,5 % Fett (fettarme Milch)	285 ml	3,5
Milch, 3,5 % Fett (Vollmilch)	285 ml	3,5
Molke	1000 ml	1
Quark, Magerstufe	70 g	14
Quark, 20 % F. i. Tr.	80 g	13
Quark, 40 % F. i. Tr.	90 g	11
Saure Sahne, 10 % Fett	355 g	2,8
Saure Sahne, 20 % Fett	355 g	2,8
Schafjoghurt, 6 % Fett	200 g	5
Schafmilch	200 ml	5
Skyr, natur, 0,2 % Fett	90 g	11
Süße Sahne, 30 % Fett	400 g	2,5
Ziegenjoghurt	200 g	5
Ziegenmilch	270 ml	3,7
Käse		
Allgäuer Hartkäse, 45 % F. i. Tr.	35 g	28
Appenzeller, 50 % F. i. Tr.	40 g	25
Babybel, Mini rot	45 g (2 Stück = 40 g)	22
Bergkäse, 45 % F. i. Tr.	35 g	29
Brie, 45 % F. i. Tr.	50 g	21
Brie, 60 % F. i. Tr.	55 g	19
Butterkäse, 30 % F. i. Tr.	40 g	26
Butterkäse, 60 % F. i. Tr.	40 g	25
Camembert, 30 % F. i. Tr.	40 g	24

Lebensmittel	10 g Protein sind enthalten in	Protein in g pro 100 g Lebensmittel
Camembert, 60 % F. i. Tr.	55 g	18
Cheddar, 50 % F. i. Tr.	45 g	22
Edamer, 45 % F. i. Tr.	40 g	25
Emmentaler, 45 % F. i. Tr.	35 g	28
Frischkäse, 10 % F. i. Tr.	80 g	13
Frischkäse, Halbfettstufe, 20 % F. i. Tr.	85 g	12
Frischkäse, Doppelrahmstufe 60 % F. i. Tr.	90 g	11
Gorgonzola, 45 % F. i. Tr.	50 g	19
Gouda, 45 % F. i. Tr.	45 g	22
Greyerzer, 45 % F. i. Tr.	35 g	28
Halloumi, 43 % F. i. Tr.	35 g	28
Hand-, Harzer Käse, 0,5 % F. i. Tr.	35 g	30
Körniger Frischkäse, Magerstufe < 10 % F. i. Tr.	80 g	13
Körniger Frischkäse, Hüttenkäse, 20 % F. i. Tr.	85 g	12
Kochkäse, 10 % F. i. Tr.	65 g	15
Limburger, 40 % F. i. Tr.	45 g	23
Maasdamer, 45 % F. i. Tr.	40 g	26
Mozzarella, 45 % F. i. Tr.	60 g	17
Mozzarella aus Büffelmilch, 50 % F. i. Tr.	70 g	14
Parmesan, 45 % F. i. Tr.	30 g	31
Räucherkäse, 50 % F. i. Tr.	40 g	25
Ricotta	120 g	8,5
Romadour, 45 % F. i. Tr.	50 g	21
Schafskäse, 50 % F. i. Tr.	65 g	16
Schmelzkäse, 45 % F. i. Tr.	70 g	14
Tilsiter, 45 % F. i. Tr.	40 g	26

Lebensmittel	10 g Protein sind enthalten in	Protein in g pro 100 g Lebensmittel
Ziegenfrischkäse, 45 % F. i. Tr.	120 g	8,5
Ziegenkäse, Hartkäse 45 % F. i. Tr.	45 g	23
Milch- und Joghurtalternativen		
Cashew, ungesüßt, Provamel	1250 ml	0,8
Dinkeldrink natur, ungesüßt, Alnatura	1250 ml	0,8
Haselnussdrink Original, Alpro	2500 ml	0,4
Kokos-Mandel, Provamel	1665 ml	0,6
Mandel, ungesüßt, Provamel	1000 ml	1,0
Mandeldrink, ungesüßt, Alnatura	910 ml	1,1
Pflanzliche Joghurtalternativen, Natur ohne Zucker, Provamel	250 g	4,0
Quarkalternative, natur, Alpro	160 g	6,2
Quinoa-Reis, Provamel	910 ml	1,1
Smelk Haferdrink Classik, Kölln	1110 ml	0,9
Soja Alternative zu Quark, Provamel	155 g	6,4
Soja Kalzium, Provamel	270 ml	3,7
Sojadrink, ungesüßt, Alnatura	280 ml	3,6
Sojadrink Original mit Kalzium, Alpro	330 ml	3,0
Sojadrink Original Fresh mit Kalzium, Alpro	330 ml	3,0
Soja-Joghurtalternative, Natur, Alpro	250 g	4,0
Soja Kochcrème Cuisine, Provamel	335 ml	3,0
Reis-Mandel, Provamel	1000 ml	1,0

Fleisch, Wurst & Co.

Fleisch ist eine gute Proteinquelle und ein guter Lieferant für Eisen, Zink, Selen sowie die Vitamine der B-Gruppe: Vitamin B_1, Riboflavin, Niacin und Vitamin B_{12}. Diese Vitamine und Mineralstoffe (Seite 66) können Sie jedoch nach der OP nicht mehr alle aufnehmen.

Fleisch, insbesondere rotes, wird nach der OP aufgrund der geringeren Menge an Magensäure nicht mehr von jedem vertragen. Hier heißt es, die eigene Verträglichkeit auszutesten. Am besten fangen Sie nach der OP mit Hackfleisch an, das die meisten Betroffenen gut essen können. Und dann heißt es ausprobieren. Achten Sie bitte darauf, dass das Fleisch, insbesondere Geflügel, bei der Zubereitung nicht zu trocken wird. Dann können Sie es meistens besser vertragen.

Lebensmittel	10 g Protein sind enthalten in	Protein in g pro 100 g Lebensmittel
Fleisch, Geflügel und Wild		
Ente	55 g	18
Gans	65 g	16
Hackfleisch, gemischt	55 g	19
Hackfleisch, Rind	50 g	21
Hasenfleisch	45 g	22
Hirschfleisch	50 g	21
Hühnerbrustfilet, ohne Haut	40 g	24
Hauskaninchen	50 g	21
Kalbfleisch	55 g	19

Lebensmittel	10 g Protein sind enthalten in	Protein in g pro 100 g Lebensmittel
Kalbsfilet	50 g	21
Kalbsgulasch	55 g	19
Kalbshaxe	55 g	19
Kalbskotelett	55 g	19
Kalbsschnitzel	50 g	21
Lammkotelett	55 g	19
Lammrücken	55 g	19
Putenbrust	40 g	24
Rehfleisch	45 g	22
Rinderbraten	50 g	20
Rinderbrust	60 g	17
Rinderfilet	45 g	22
Rindergulasch	50 g	20
Rindersteak	45 g	22
Roastbeef, Lende	45 g	22
Schweinebraten	55 g	18
Schweinefilet	45 g	22
Schweinefleisch (Kamm, Nacken)	55 g	18
Schweinegulasch	55 g	18
Schweinshaxe	50 g	20
Schweinekotelett	45 g	22
Schweineschnitzel	45 g	22
Straußenfleisch	35 g	28
Suppenhuhn	55 g	19
Tatar (Schabefleisch)	32 g	31
Wildschweinfleisch	50 g	20
Ziegenfleisch	50 g	20
Innereien		
Gänseleber	55 g	18

Lebensmittel	10 g Protein sind enthalten in	Protein in g pro 100 g Lebensmittel
Hähnchenleber	45 g	22
Kalbsleber	65 g	15
Kalbsnieren	60 g	17
Rinderleber	55 g	19
Rindermagen/Kutteln	65 g	15
Rinderzunge	65 g	16
Schweineleber	50 g	21
Fleisch- und Wurstwaren		
Bauernbratwurst	50 g	20
Bierschinken	60 g	17
Bierwurst	65 g	16
Blutwurst	65 g	15
Bockwurst	75 g	13
Bündner Fleisch	25 g	38
Cervelatwurst	50 g	20
Corned Beef	45 g	22
Fleischwurst	85 g	12
Geflügelsalami	35 g	29
Jagdwurst	65 g	15
Kalbsleberwurst	70 g	14
Kalter Braten	50 g	21
Kasseler	45 g	22
Krakauer	65 g	16
Lachsschinken	55 g	18
Landjäger	40 g	25
Leberkäse	85 g	12
Leberwurst, grob	70 g	14
Lyoner	90 g	11
Mettwurst, grob	55 g	19

Lebensmittel	10 g Protein sind enthalten in	Protein in g pro 100 g Lebensmittel
Mortadella	75 g	13
Mortadella, Geflügel	80 g	13
Parmaschinken	40 g	27
Putenbrust	45 g	23
Salami, ital. Art	50 g	21
Schinken, gekocht	45 g	23
Schinken, roh geräuchert	50 g	21
Schinkenspeck	50 g	21
Rindfleischsülze	40 g	26
Teewurst	85 g	12
Wiener Würstchen	70 g	14
Trockenfleisch – Jerky		
Beef Jerky Classic BBQ, Black Forest Jerky	19 g	52
Beef Jerky Knoblauch, Welzheimer Edelfleisch	21 g	47
Beef Jerky Peppered, Wild West	26 g	39
Beef Jerky Original, Jack Link's	25 g	40
Turkey Jerky – Chili & Lime, Top Herd	20 g	50
Wild Jerky – Deer (Hirsch), Linnamäe	14 g	70

Aus Meer, Fluss und See

Fisch liefert ein hochwertiges, leicht verdauliches Eiweiß. Zudem enthält er jede Menge Vitamin A und D, einige B-Vitamine, Magnesium, Selen und Eisen. Seefisch ist zudem eine gute Jodquelle. Nicht zu vergessen sind die wertvollen Omega-3-Fettsäuren.

Diese Fettsäuren wirken sich günstig auf den Fettstoffwechsel aus, sie können den Blutfluss verbessern, Bluthochdruck entgegenwirken und zudem haben sie einen positiven Einfluss auf rheumatische Erkrankungen, da sie entzündungshemmend wirken können. Omega-3-Fettsäuren kommen vor allem in Hering, Makrele, Thunfisch und Lachs vor.

Lebensmittel	**10 g Protein sind enthalten in**	**Protein in g pro 100 g Lebensmittel**
Fisch und Meeresfrüchte		
Aal	45 g	23
Austern, ausgelöst	110 g	9
Barsch	55 g	18
Dorade, Goldbrasse	55 g	19
Felchen	50 g	21
Flusskrebs, ausgelöst	65 g	15
Forelle	45 g	23
Garnele, ausgelöst	55 g	19
Goldbarsch, Rotbarsch	50 g	21
Hecht	55 g	18
Hering	50 g	20
Kabeljau, Dorsch	50 g	20
Karpfen	55 g	18
Krabben	55 g	19
Jakobsmuschel, ausgelöst	100 g	10
Lachs	50 g	20
Makrele	55 g	19
Miesmuscheln, ausgelöst	90 g	11
Pangasius	65 g	15
Rotbarsch	50 g	20
Sardine	55 g	19

Lebensmittel	10 g Protein sind enthalten in	Protein in g pro 100 g Lebensmittel
Schellfisch	55 g	18
Scholle	60 g	17
Seelachs	55 g	19
Seeteufel	65 g	15
Seezunge	55 g	18
Steinbutt	60 g	17
Thunfisch	40 g	24
Tintenfisch	55 g	18
Zander	55 g	19
Fischerzeugnisse		
Aal, geräuchert	55 g	18
Anchovis, Sardellen	65 g	15
Bismarckhering	60 g	17
Brathering	60 g	17
Forellenfilet, geräuchert	50 g	21
Gegrillte Shrimps, EuroAsia	25 g	42
Heilbutt, geräuchert	50 g	21
Hering, gesalzen	50 g	20
Indiana Tuna Jerky, Indiana s.r.o.	15 g	73
Kabeljau Jerky Geräuchert, EuroAsia	35 g	28
Kabeljau Jerky Original, EuroAsia	35 g	28
Krabben, Konserve	55 g	18
Lachs, geräuchert	50 g	21
Makrele, geräuchert	50 g	21
Matjesfilet, natur	70 g	14
Muscheln, geräuchert	70 g	14
Rollmops	85 g	12
Sardelle, geräuchert	50 g	21

Lebensmittel	10 g Protein sind enthalten in	Protein in g pro 100 g Lebensmittel
Sardinen in Öl, abgetropft	40 g	24
Sprotte, geräuchert	55 g	19
Stockfisch, Kabeljau getrocknet	15 g	80
Thunfisch, in Öl, abgetropft	40 g	24
Thunfisch, in Wasser, abgetropft	45 g	23
Tintenfisch Jerky Geräuchert, EuroAsia	25 g	40

Eier

Eier liefern hochwertige Proteine. Die meisten davon sind jedoch nicht im Eiklar – auch Eiweiß genannt –, sondern im Dotter enthalten. Daneben enthalten Eier viele Vitamine und Mineralstoffe, wie Vitamin A, D und K sowie Eisen und Zink.

Lebensmittel	10 g Protein sind enthalten in	Protein in g pro 100 g Lebensmittel
Eier		
Hühnerei, Gewichtsklasse M	85 g = 1,5 Stück	12
Hühnereigelb	65 g	16
Hühnereiweiß	90 g	11

Hülsenfrüchte wie Linsen, Erbsen & Bohnen

Hülsenfrüchte sind eine tolle pflanzliche Proteinquelle. Neben Eiweiß enthalten sie jede Menge Ballaststoffe und wertvolle Vitamine wie B_1, B_6 und Folsäure sowie die Mineralstoffe Eisen, Magnesium und Zink. Zudem liefern sie sekundäre Pflanzenstoffe, die sich positiv auf die Gesundheit auswirken. Das Protein der Hülsenfrüchte ist für den Menschen nicht so gut zu verwerten wie Protein aus tierischen Produkten. Allerdings kann durch eine gute Kombination von Lebensmitteln (Seite 28) das Eiweiß aufgewertet werden. Hülsenfrüchte können auch eine gute Alternative zu Fleisch sein. Hier gibt es ein großes Angebot an verschiedensten Lebensmitteln. Eine Auswahl finden Sie in der nachfolgenden Tabelle. Die Produkte sind erhältlich im Discounter/Supermarkt, Reformhaus, Bioladen und über Online-Shops mit vegetarischen/veganen Produkten. Probieren Sie es einmal aus.

Lebensmittel	10 g Protein sind enthalten in	Protein in g pro 100 g Lebensmittel
Hülsenfrüchte		
Dicke Bohnen, Saubohnen, getrocknet	35 g	28
Dicke Bohnen, Saubohnen, gegart	85 g	12
Erbsen, grün, roh	145 g	7
Erbsen, grün, getrocknet	45 g	23
Erbsen, grün, Konserve gegart, abgetropft	200 g	5
Kichererbsen, getrocknet	55 g	19
Kichererbsen, gegart	110 g	9
Kidneybohnen, getrocknet	40 g	24
Kidneybohnen, gegart	110 g	9
Linsen, getrocknet	45 g	23
Linsen, gegart	100 g	10

Lebensmittel	10 g Protein sind enthalten in	Protein in g pro 100 g Lebensmittel
Mungobohnen, getrocknet	45 g	23
Mungobohnen, gegart	45 g	23
Sojabohnen, getrocknet	25 g	38
Sojabohnen, gegart	65 g	15
Weiße Bohnen, getrocknet	50 g	21
Weiße Bohnen, gegart	100 g	10
Pflanzliche Alternativen zu Fleisch und Fisch		
Bio Burger Chili, Vantastic Foods	100 g	10
Black Forest Tofu, Taifun	55 g	19
Bratwürstchen vegan, Alnatura	35 g	28
Grillknacker Sojawürstchen, Taifun	70 g	14
Japanische Bratfilets, Tofuspezialität zum Braten und Grillen, Taifun	55 g	19
Lupinenfilets, alberts	45 g	23
Mandel-Nuss Tofu, Alnatura	60 g	17
Primal Strips Thai Peanut, Absolute Vegan Empire	30 g	36
Räucher Tofu, Alnatura	55 g	18
Riesen-Vegarnelen, Lord of Tofu	85 g	12
Rostbräterle, Sojawürstchen, Taifun	60 g	17
Seidentofu, Taifun	250 g	4
Seitan natur, alberts	40 g	27
Soja-Medaillons, Veganz	90 g	11
Soy Jerky Original, Vantastic Foods	55 g	19
Soy Jerky Toasted, Vantastic Foods	50 g	20

Lebensmittel	10 g Protein sind enthalten in	Protein in g pro 100 g Lebensmittel
Tempeh natur, Lima	60 g	17
Tofu Bärlauch, Kato	90 g	11
Tofu Curry-Mango, Taifun	65 g	16
Tofu natur, Rewe	65 g	15
Tofuwürstchen, Aldi Nord	40 g	27
Tofu-Wurst Gartenkräuter, Vitaquell	90 g	11
Veggie-Aufschnitt, Aldi Süd	40 g	27
Veggie-Geschnetzeltes, Aldi Süd	40 g	24
wie Fleischwurst, Heirler	45 g	23
wie Frikadelle, Heirler	70 g	14
wie Landjäger, Heirler	30 g	32
Veganbratstück Virginia Steak, wheaty	40 g	26
Vegane KaLeWu, meetlyke	75 g	13
Veganer Speck, meetlyke	30 g	32
Vegankebab Döner, wheaty	40 g	27
Veggie BBQ-Ente, Vantastic Foods	55 g	19
Veggie Brathähnchen am Stück, Vantastic Foods	65 g	15

Nüsse und Saaten

Nüsse und Saaten sind sicherlich nicht die klassischen Proteinlieferanten, sondern eher für ihren Fettgehalt bekannt. Dennoch enthalten sie neben Fett auch einiges an Protein sowie viele weitere wertvolle Inhaltsstoffe wie Vitamine, Mineralstoffe, sekundäre

Pflanzenstoffe und nicht zu vergessen auch wichtige Fettsäuren, wie Omega 3-Fettsäuren. Diese sind besonders in Leinsamen und Walnüssen zu finden.

Lebensmittel	10 g Protein sind enthalten in	Protein in g pro 100 g Lebensmittel
Nüsse und Saaten		
Cashewkerne	45 g	22
Erdnüsse	40 g	26
Haselnüsse	65 g	16
Kokosnuss, getrocknet	125 g	8
Kürbiskerne	30 g	33
Leinsamen	50 g	20
Macadamia	100 g	10
Mandeln	40 g	27
Mohn	50 g	20
Paranüsse	60 g	17
Pekannüsse	100 g	10
Pinienkerne	40 g	24
Pistazien	50 g	20
Sesam	50 g	20
Sonnenblumenkerne	35 g	28
Walnüsse	65 g	15
Nussmus		
Cashewmus	50 g	20
Erdnussmus	35 g	29
Haselnussmus	65 g	15
Mandelmus	45 g	23
Sesammus (Tahin)	50 g	21
Sonnenblumenkernmus	55 g	18

Proteindrinks & Co.

Proteindrinks sind in der Vorbereitung auf die Adipositas-OP und insbesondere direkt nach der OP eine gute Unterstützung.

Das langfristige Ziel ist jedoch, mit natürlichen Lebensmitteln auf eine ausreichende Proteinmenge zu kommen. Das ist allerdings nicht immer so einfach, da Sie nur noch kleine Portionen essen können und evtl. bestimmte proteinreiche Lebensmittel wie z. B. Fleisch auch nicht mehr so gut vertragen.

Somit sind Proteindrinks ein gutes Hilfsmittel. Es gibt eine Vielzahl von Proteindrinks mit unterschiedlichen Bezeichnungen wie beispielsweise Eiweißshake, Diätshake oder Formuladiät. Diese erhalten Sie in verschiedensten Geschmacksrichtungen im Drogeriemarkt, im Supermarkt/Discounter, im Fitness-Studio, in der Apotheke und vor allem online. Welcher ist aber nun für Sie geeignet?

Worauf muss ich achten?

Diät-Proteindrinks werden im Rahmen einer Formula-Diät als Mahlzeitenersatz angeboten. Bei Formula-Diäten werden eine, zwei oder drei Mahlzeiten durch diesen Proteindrink ersetzt. Die Zusammensetzung der Diät-Proteindrinks ist in der Diätverordnung § 14 a geregelt. Es handelt sich hierbei um »Lebensmittel für kalorienarme Ernährung zur Gewichtsverringerung«. Diese Produkte enthalten etwa 40–50 g Protein auf 100 g Pulver. Nach der Adipositas-OP ist es sicherlich sinnvoller, wenn Sie ein Proteinpulver mit einem höheren Proteingehalt nehmen, da Sie ja nur noch kleine Portionen essen können.

Proteindrinks mit einem höheren Proteingehalt gehören rechtlich gesehen zu den Nahrungsergänzungsmitteln (NEM) (Seite 87). Achten Sie darauf, dass

Sie ein Proteinpulver mit einem Proteingehalt von etwa 80 g (und mehr) auf 100 g Pulver auswählen. Diese Angaben finden Sie in der Nährwertanalyse auf dem Produkt.

Was ist drin?

Viele Proteindrinks werden aus Molkenprotein, auch Wheyprotein genannt, hergestellt. Es gibt aber auch eine große Auswahl an Proteindrinks auf pflanzlicher Basis. Pflanzliche Proteine haben je nach Proteinquelle unterschiedliche hohe Mengen an Protein. Die wichtigsten Vertreter sind hier Soja, Reis und Erbsen mit einem Proteingehalt von etwa 75–80 %. Daneben wird auch Hanf mit einem Gehalt von ca. 52 % verwendet. Weitere pflanzliche Proteine sind u. a. Lupinen mit einem Proteingehalt von ca. 42 %.

Alle Inhaltsstoffe sind auf der Zutatenliste aufgeführt. Sie sind sicherlich beim Lesen schon einmal über den ein oder anderen unbekannten Begriff gestolpert. Hier eine kurze Erklärung einzelner Zutaten.

Proteine aus Milch

Milch Milch besteht aus Wasser, Kohlenhydraten, Eiweiß, Vitaminen, Mineralstoffen (wie z. B. Kalzium) und Fett. In welchen Mengen die einzelnen Nährstoffe enthalten sind, ist je nach Säugetierart verschieden. So besteht Kuhmilch aus: 87,7 % Wasser, 4,7 % Kohlenhydraten, 3,4 % Protein, 3,5 % Fett und ca. 0,7 % Vitaminen und Mineralstoffen.

Milchprotein Alle Proteine, die in der Milch enthalten sind, gehören zu den Milchproteinen. Der Hauptanteil ist Kasein. Etwa 80 % der Milchproteine sind Kaseine, die restlichen 20 % sind Molkeneiweiß.

Molkenprotein (= Wheyprotein) Molkenprotein ist ein besonders hochwertiges Eiweiß mit einer biologischen Wertigkeit von 104. Es ist leicht verdaulich und wird schnell ins Blut aufgenommen. Molke entsteht bei der Käseherstellung, hier wird sie vom Kasein abgetrennt. Anschließend wird das Protein durch verschiedene Verfahren aus der Molke herausgefiltert.

Molkenproteinkonzentrat Dies ist die einfachste Form des Molkenproteins. Es wird durch Ultrafiltration gewonnen und hat einen Proteinanteil von ca. 70–80 %. Das Konzentrat ist die günstigste Form von Molkenprotein und daher oft in Proteindrinks enthalten, die aufgrund dessen auch günstiger angeboten werden können.

Molkenproteinisolat Das Isolat kann mit zwei verschiedenen Verfahren hergestellt werden: zum einen durch Mikrofiltration und zum andern mittels Ionenaustausch. Hier werden die Proteine durch Veränderungen der elektrischen Ladung vom Rest der Masse abgetrennt. Das Isolat hat einen Proteinanteil von etwa 90–96 %, einen sehr geringen Fettgehalt und ist praktisch laktosefrei.

Molkenproteinhydrolysat Bei der Herstellung von Hydrolysat werden die Proteine in einem speziellen Verfahren in kleinere Bruchstücke (Peptidketten) aufgespalten. Diese können nun vom Körper noch besser und schneller aufgenommen werden. Die Herstellung ist allerdings teuer und zudem schmeckt dieses Protein recht bitter, weshalb es überwiegend in Tabletten- oder Kapselform angeboten oder anderen Proteinprodukten beigemischt wird.

Kasein Dies sind die Proteine der Milch, die zu Käse weiterverarbeitet werden und nicht in die Molke gelangen. Kasein macht den Hauptanteil der Proteine in Quark und Käse aus und hat eine biologische Wertigkeit von 77. Es wird, im Gegensatz zu den Molkenproteinen, langsamer verdaut und sorgt somit für einen konstanten Aminosäurenspiegel im Blut über mehrere Stunden hinweg.

Kalziumkaseinat Kasein wird in einem chemischen Prozess, durch Säurefällung, vom Rest der Milch abgetrennt. Es wird ein sehr reines Produkt mit 100% Kasein gewonnen. Durch anschließende Neutralisierung mit Kalziumhydroxid entsteht Kalziumkaseinat.

Pflanzliche Proteine

Sojaprotein Soja gehört zu den ältesten Kulturpflanzen der Welt und kommt ursprünglich aus China. Sojaprotein wird aus der gemahlenen Sojabohne gewonnen. Aus diesem Mehl wird durch chemische

Reaktionen das Protein herausgelöst und zu Konzentrat oder Isolat weiterverarbeitet.

Sojaproteinkonzentrat Der Proteingehalt beträgt etwa 70 %. Daneben sind auch Fett und Kohlenhydrate enthalten. Das Konzentrat wird daher meist als Beimischung zu einem anderen Protein eingesetzt.

Sojaproteinisolat Das Isolat enthält kaum mehr Fett und Kohlenhydrate und hat einen Proteingehalt von ca. 90 %.

Erbsenprotein/Erbsenproteinisolat Die Erbse gehört wie die Sojabohne zur Familie der Hülsenfrüchtler. Erbsenprotein wird auch als Erbsenproteinisolat bezeichnet. Es wird aus gelben Erbsen hergestellt. Das Protein wird durch einen speziellen Prozess aus dem Mehl der gelben Erbsen gewonnen und schonend getrocknet. Es ist frei von Gluten und Laktose.

Hanfprotein Hanfprotein wird aus den Samen der Hanfpflanze (Cannabis sativa) gewonnen. Das reine Hanfproteinpulver hat einen Proteingehalt von ca. 50 %, die Menge ist also im Vergleich zu Soja, Erbse oder Reis eher gering. Dafür hat es einen relativ hohen Gehalt an Omega-3 und Omega-6 Fettsäuren. Hanfprotein ist frei von Gluten und Laktose.

Reisprotein/Reisproteinisolat Ausgangsprodukt für Reisprotein, auch als Reisproteinisolat bezeichnet, ist Vollkornreis. Die Reiskörner werden vorgekeimt, um den Nährstoffgehalt zu erhöhen. Durch einen anschließenden Fermentationsprozess wird das Protein gewonnen und nachfolgend getrocknet. Reisprotein ist glutenfrei, laktosefrei und allergiearm.

Mehrkomponenten-Proteinpulver Dieses besteht aus zwei oder mehreren Sorten Proteinpulver, die in unterschiedlichen Mengenverhältnissen darin enthalten sind. Ihre verschiedenen Aminosäurenprofile können dadurch optimal kombiniert werden. Und dies führt zu einer höheren biologischen Wertigkeit.

Welcher Proteindrink ist nun geeignet?

In der nachfolgenden Liste finden Sie eine Auswahl an Proteindrinks mit einem entsprechenden Proteingehalt von ca. 80 g Protein auf 100 g Pulver. Die Proteindrinks sind nach ihrer Proteinquelle unterteilt. So finden Sie welche, die überwiegend mit Molkenprotein hergestellt wurden, und solche, die aus pflanzlichen Proteinen bestehen. Die Produkte wurden in alphabetischer Reihenfolge aufgeführt.

Die mit einem * gekennzeichneten Proteindrinks sind in der Kölner Liste® zu finden. Dies ist eine Auflistung von Nahrungsergänzungsmitteln, die auf Dopingsubstanzen für Sportler getestet wurden. Veröffentlicht werden Produkte mit minimiertem Dopingrisiko.

Verwendete Abkürzungen:

- F = Fett
- KH = Kohlenhydrate
- E = Eiweiß = Protein
- kcal = Kilokalorien

Unternehmen	Produktname	Proteinquelle	Nährwertangaben je 100 g Proteinpulver			
			kcal	F in g	KH in g	E in g
Proteinpulver mit tierischen Proteinen						
Adozan	Adozan Eiweiß 100	Kalb, Rind, Molke	392	0	0	98
Aktivkost	Champ Protein 90	Kalziumkaseinat, Sojaproteinisolat, Milchproteinisolat	371	2,6	1,6	84
allin	allin pure	Kollagenhydrolysat	396	0	0	99
Body Attack	100 % Whey Protein Chocolate Cream*	Molkeneiweißkonzentrat	392	4,9	7,7	78
Das gesunde Plus	Sportness Eiweiß 90 Shake	Milcheiweißpulver, Sojaproteinisolat	375	1,5	4	86
Fresenius Kabi	Fresubin Protein Powder	Molkeneiweißkonzentrat	360	1	≤ 1	87
Layenberger Nutrition Group	Layenberger your whey Molkenprotein 4Sport pur ungesüßt*	Molkeneiweiß	414	3,7	11,9	80,3
Layenberger Nutrition Group	3K Protein-Shake Beeren-Mix	Milchprotein, Molkenproteinkonzentrat, Sojaproteinisolat	380	3,3	5	81

Unternehmen	Produktname	Proteinquelle	Nährwertangaben je 100 g Proteinpulver kcal	F in g	KH in g	E in g
Megamax	Megamax Eiweiß 100 Vanille*	Molkeneiweißkonzentrat, Milcheiweiß	388	3,8	5,9	79,7
Myprotein	Impact Whey Isolat Geschmacksneutral*	Molkenproteinisolat	373	0,3	2,5	90
Nestlé	Resource® Whey Protein	Molkenprotein	362	1	0,3	88
Powerbar	Protein Plus 100 % Whey Isolate*	Molkeneiweißisolat	354	1,2	5,4	80
Weider Germany GmbH	Protein 80 plus Vanille*	Milchprotein (Kaseinat), Milchproteinisolat, Molkenprotein, Eiprotein	366	1,6	7,5	80
WellMix Sport	Protein 90 Himbeer-Joghurt-Geschmack	Milcheiweiß, Molkeneiweiß	367	1,2	7,8	83
Rein pflanzliches Proteinpulver						
Be Green	Vegan 3 Blend Protein Vanille-Himbeere*	Reis- und Erbsenprotein	399	3,2	10,8	55
Das gesunde Plus	Eiweiß Shake Vegan	Soja-, Erbsen- und Reisprotein	365	3,5	2,9	80
Erdschwalbe	Veganer Protein Mix Vanille	Erbsen-, Reis-, Soja- und Hanfprotein	391	4,8	2,9	81,5

Unternehmen	Produktname	Proteinquelle	Nährwertangaben je 100 g Proteinpulver			
			kcal	F in g	KH in g	E in g
Erdschwalbe	Erbsenproteinpulver	Erbsenprotein	385	8,0	0,0	80,0
Fair Trade Handels AG	Maskelmän Erbsenprotein*	100 % Bio-Erbsen	373	5,5	8,0	75,9
Fair Trade Handels AG	Maskelmän Reisprotein*	100 % Reisprotein	424	8,0	‹ 0,5	86,3
Myprotein	Erbsenproteinisolat	Erbsenproteinisolat	357	5	3	75
Myprotein	Sojaproteinisolat	Sojaproteinisolat	387	0,5	5	90
Piowald	Bio Erbsenprotein 82 %	Erbsenproteinisolat	402	7,8	0	82
Piowald	Bio Reisprotein 80 %	Reisprotein	375	4	10	80
Weider	Joe Weider Vegan Protein	Erbseneiweißisolat, Reiseiweißisolat	378	1,9	7,8	81

Proteinriegel

Proteinriegel bieten sich ebenfalls als Proteinlieferant an. Hier sollten Sie darauf achten, dass der Zuckergehalt nicht zu hoch ist. In der nachfolgenden Tabelle finden Sie eine kleine Auswahl an Riegeln. Die Angaben sind auf 100 g bezogen, damit Sie die Riegel miteinander vergleichen können. Zudem finden Sie eine Angabe zum Eiweißgehalt pro Riegel.

Unternehmen	Produktname	Gewicht pro Riegel	kcal	F in g	KH in g	E in g	E pro Riegel in g
				Angaben pro 100 g			
Proteinriegel (mit tierischer Proteinquelle)							
Body Attack	Carb Control High Protein Bar Blueberry Yoghurt Flavour	100 g	389	15	25	45	45
Das gesunde Plus	Sportness 50 % Eiweiß-Riegel Vanille-Joghurt-Crisp-Geschmack	45 g	364	9,4	30	50	23
Layenberger	Protein Riegel Mango-Orange	35 g	370	12	25	45	15,8
Multipower	40 % Protein Fit Chocolate Almond Flavour	35 g	382	17	24	40	14
Multipower	53 % Protein Bar Chocolate Flavour	50 g	425	12	19	53	27
Myprotein	High Protein Bar, Vanille & Honigwabe	80 g	328	8	29	38	30
PowerBar	Protein Plus 52 % Chocolate Nuts	50 g	338	7	23	53	26
Weider	Low Carb, High Protein 40 %, Rote Früchte	50 g	328	9	23	40	20
Weider	53 % Protein Bar, Kirsch-Joghurt	50 g	360	8	29	52	26
WellMix Sport	Protein Riegel »Joghurt«	45 g	387	10	42	32	14

Unternehmen	Produktname	Gewicht pro Riegel	kcal	F in g	KH in g	E in g	E pro Riegel in g
				Angaben pro 100 g			
Vegane Proteinriegel							
Be Green	Protein Riegel Erdnuss-Chia, Bio	50 g	400	15	41	22	11
Max-Sport	Protein Bar Erdbeere	60 g	361	14	32,2	25	15
Powerbar	Powerbar Protein Bar Blueberry Nuts	40 g	422	16	37	31	12
Veety	Vegan High Protein Bar 30 % Haselnuss	48 g	382	11	37	30	14,4

Proteintabletten

Im Handel werden auch Proteintabletten (Aminosäurentabletten) angeboten. Diese enthalten jedoch nur geringe Mengen an Eiweiß, wie Sie anhand der Tabelle sehen können. Hier sind einige der im Handel erhältlichen Proteintabletten mit ihrem Proteingehalt aufgeführt.

Unternehmen	Produkt	Empfohlene tägliche Portion (in Tabletten/Kapseln)	Eiweißmenge in g pro Portion
Proteintabletten			
APOrtha	Amino Pattern vegan*	10	10
Be Green	BCAA in Kapseln, vegan*	4	4

Unternehmen	Produkt	Empfohlene tägliche Portion (in Tabletten/ Kapseln)	Eiweißmenge in g pro Portion
Body Attack	BCAA Kapseln*	10	6
Doppelherz	Aminosäuren Vital	2	1,15
Fairvital	BCAA 7000*	10	7
Myprotein	BCAA Plus Kapseln Geschmacks-neutral	3	3
Nutri-Plus	Vegane BCAA-Tabletten	6	6
Peeroton	BCAA Kapseln*	6	2,9
Pro Medico	Pure Encapsu-lations BCAA*	4	1,8
Via Nova	Via Nova BCAA*	3	2,7
Weider	BCAA	5	5

Die mit einem * gekennzeichneten Produkte sind in der Kölner Liste® zu finden.

Fertige Proteindrinks, Trinknahrung und Proteinwasser

Es sind zudem fertige Proteindrinks im Handel erhältlich. Hier gibt es zum einen die sogenannte Trinknahrung, die eigentlich im Bereich der Mangelernährung eingesetzt wird und demzufolge auch mehr Kalorien hat. Die anderen Proteindrinks haben deutlich weniger Kalorien, hier sollten Sie aber neben dem Proteingehalt auch den Zuckergehalt im Blick haben. Eine weitere Möglichkeit ist ein sogenanntes Proteinwasser. Dies gibt es schon fertig zubereitet und auch in Form von Pulver, das Sie in Wasser auflösen können.

Unter-nehmen	Produktname	kcal	F in g	KH in g	E in g
		Angaben je Portion à 10 g			
allin	allin® pro Muskel Proteinpulver zum Auflösen mit Orangengeschmack	31	0,01	0,25	7,4
		Angaben pro 100 ml			
allin	allin® light Protein Water Pfirsich Maracuja Geschmack	48	0	5,2	6,8
allin	One Eiweiss Trinknahrung Vanille*	125	3,6	14	8
Das gesunde Plus	Sportness Eiweiß Drink Schoko	52	0,4	4,7	7,5
Fresubin	2 kcal Drink Neutral*	200	7,8	22,5	10,0
Layenberger	Protein GoodShake Vanilla	52	0,2	2,0	10,0
Multipower	55 g Proteinshake, Vanilla	91	0,3	10,6	11,0
Nestlé	Resource Protein Waldbeere*	125	3,5	14	9,4
Power System	High Protein Drink - Eiweiß Fertigshake	80	0,2	10	9,6
Weider	Muscle Low Carb Drink, Vanille	45	0,1	2,8	8,2

Bei den mit * gekennzeichneten Produkten handelt es sich um Trinknahrung.

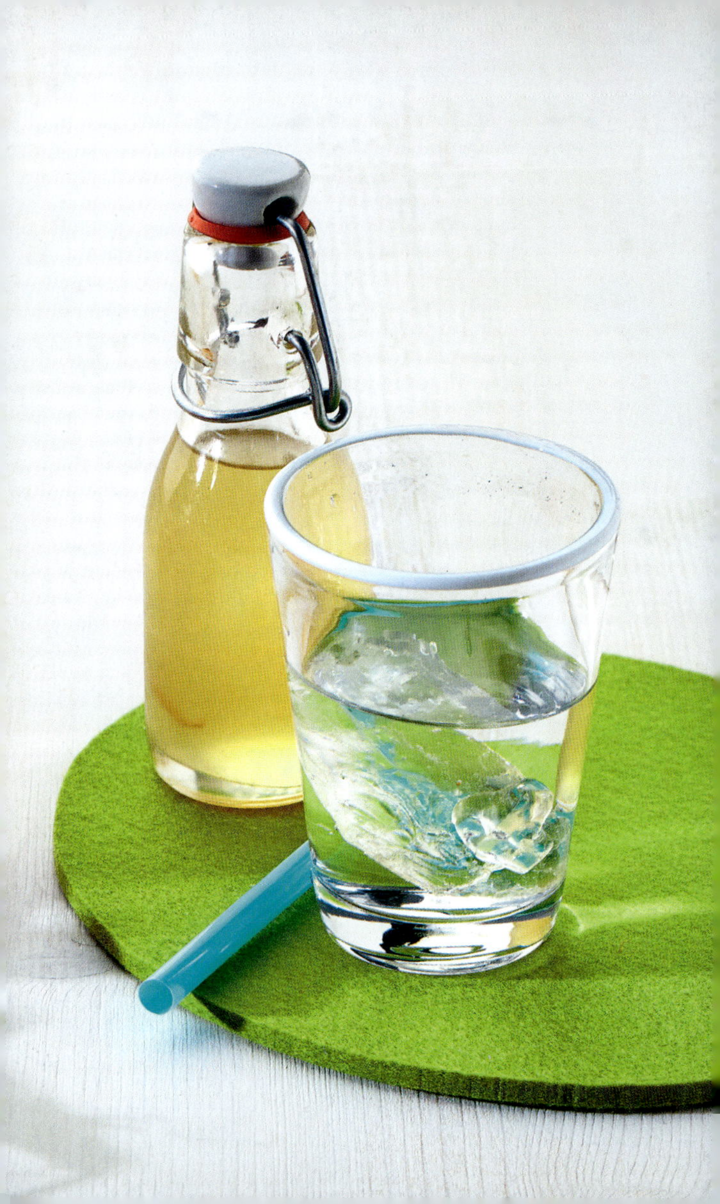

Supplemente einnehmen

Unser Körper braucht ausreichend Vitamine und Mineralstoffe. Nach der Adipositas-OP müssen diese gezielt eingenommen werden.

Vitamine und Mineralstoffe

Lesen Sie, welche Vitamine und Mineralstoffe nach der Adipositas-Operation besonders wichtig für Sie sind.

Bereits vor der OP ist bei vielen Patienten ein Mangel an bestimmten Nährstoffen festzustellen. Besonders häufig ist eine schlechte Versorgung mit Vitamin D, Vitamin B_{12}, Folat, Thiamin (Vitamin B_1), Eisen und Zink. Verantwortlich hierfür sind beispielsweise ungünstige Essgewohnheiten, Lebensmittel mit vielen Kalorien und wenigen Nährstoffen sowie eine bakterielle Fehlbesiedelung des Darms. Ein Nährstoffmangel vor der OP sollte auch bereits vor der OP behandelt werden.

Nach der Operation ist das Risiko für einen Mangel an bestimmten Vitaminen und Mineralstoffen aus verschiedenen Gründen erhöht. Zum einen können Sie nach der OP nur noch kleine Portionen essen und somit weniger Nährstoffe aufnehmen. Zum anderen kann es zu Unverträglichkeiten von Lebensmitteln (z. B. Fleisch) kommen, die wiederum zu einer gerin-

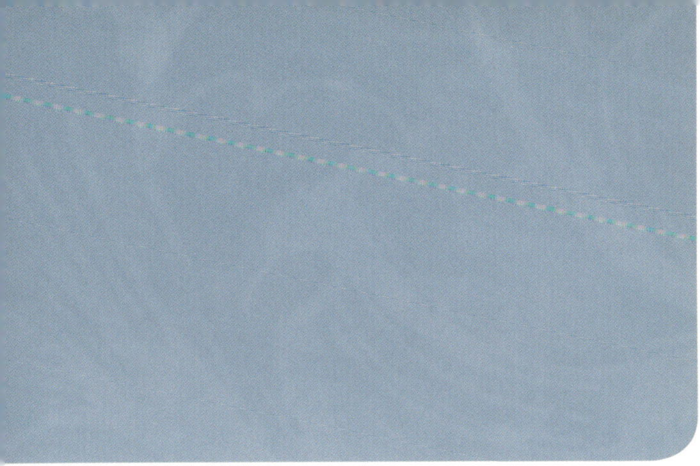

geren Nährstoffzufuhr führen können. Und durch die Ausschaltung bestimmter Darmabschnitte wie beispielsweise beim Magenbypass oder Omega-Loop-Bypass können Sie nicht alle Nährstoffe zu 100 % aufnehmen.

Deshalb ist die regelmäßige, lebenslange Einnahme von Vitaminen und Mineralstoffen ein absolutes Muss für Sie. Sie sollen abnehmen, dabei aber keinen Nährstoffmangel entwickeln. Nachfolgend werden Ihnen die Nährstoffe, deren Versorgung kritisch sein kann, vorgestellt.

Thiamin (Vitamin B_1)

Thiamin gehört zu den wasserlöslichen Vitaminen. Es ist von großer Bedeutung für den Kohlenhydratstoffwechsel und die Energiegewinnung. Zudem ist es wichtig für ein gut funktionierendes Nervensystem.

Wie viel Thiamin brauche ich?

Thiamin kann nur in geringen Mengen im Körper gespeichert werden und muss deshalb regelmäßig mit dem Essen aufgenommen werden. Nimmt jemand 2 Wochen lang kein Thiamin zu sich, so sind die Speicher des Körpers zur Hälfte geleert. Die empfohlene tägliche Zufuhr liegt laut der D-A-CH bei 1,0 mg für Frauen und 1,1–1,3 mg für Männer.

Gute Thiaminquellen Besonders gute Thiaminquellen sind Weizenkeime, Sonnenblumenkerne, Muskelfleisch, Erdnüsse, Pinienkerne und Vollkornprodukte.

Wie entsteht ein Mangel?

Generell ist bei abwechslungsreichem Essen ein Mangel an Thiamin selten. Allerdings kann eine einseitige Ernährung, chronischer Alkoholismus oder auch eine Erkrankung des Magen-Darm-Traktes zu einer schlechten Versorgung führen.

Mangelsymptome Anzeichen für einen Mangel sind Müdigkeit und Kopfschmerzen, Leistungsabfall und Muskelschwäche.

Nach der Adipositas-OP kann es insbesondere in den ersten 3 Monaten aus verschiedenen Ursachen zu

D-A-CH

Die Abkürzung steht für die Deutsche Gesellschaft für Ernährung (DGE), die Österreichische Gesellschaft für Ernährung (ÖGE) und die Schweizerische Gesellschaft für Ernährung (SGE). Diese drei Ernährungsgesellschaften haben gemeinsame Referenzwerte für die Nährstoffzufuhr herausgegeben, die kurz als D-A-CH-Referenzwerte bezeichnet werden. Die hier genannten Referenzwerte (1. Ausgabe 2015) gelten für gesunde Erwachsene (für Kinder, Schwangere und Stillende gelten andere Werte) und sollen zum Erhalt der Gesundheit und zum Schutz vor ernährungsbedingten Gesundheitsschäden dienen.

häufigerem Erbrechen kommen. Dies kann relativ schnell zu einem Thiamin-Mangel führen. In diesem Fall müssen die Speicher akut wiederaufgefüllt werden. Besprechen Sie dies mit Ihrem Arzt oder mit Ihrem Adipositas-Zentrum.

Welche Menge muss ich nach der OP einnehmen?

200 % der empfohlenen täglichen Zufuhr. Diese Menge ist im Multivitamin enthalten.

Ist eine Überdosierung möglich? Eine Überdosierung mit Thiamin ist kaum möglich.

Vitamin B_{12} (Cobalamin)

Vitamin B_{12} ist ebenfalls ein wasserlösliches Vitamin. Es ist wichtig für die Bildung der roten Blutkörperchen. Es wirkt an der Bildung der Myelinschicht mit, die die Nervenfasern schützt, und ist am Aufbau der DNA (Träger der Erbinformation) beteiligt. Außerdem sorgt es dafür, dass ein anderes Vitamin, das Folat, in seine aktive Form umgewandelt wird.

Wie viel Vitamin B_{12} brauche ich?

Im Körper wird Vitamin B_{12} überwiegend in der Leber gespeichert. Der Vorrat reicht für mehrere Jahre. Die von der D-A-CH empfohlene tägliche Zufuhr liegt bei 3 µg für Frauen und Männer.

Gute Vitamin-B_{12}-Quellen Vitamin B_{12} kommt fast nur in tierischen Lebensmitteln vor. Reich an Vitamin B_{12} sind vor allem Leber, Fleisch, Fisch, Eier und Käse. Auch pflanzliche Lebensmittel, die unter Einwirkung bestimmter Bakterien hergestellt werden, wie beispielsweise Sauerkraut, sind gute B_{12}-Lieferanten.

Wie entsteht ein Mangel?

Im Magen wird Vitamin B_{12} aus dem Essen freigesetzt und dort an ein spezielles, in der Magenschleimhaut gebildetes Transportprotein gebunden, den Intrinsic Faktor. Dieser transportiert das Vitamin B_{12} durch den Dünndarm. An dessen unterem Ende wird es über die Darmschleimhaut ins Blut aufgenommen.

Bis sich Mangelerscheinungen zeigen, dauert es oft mehrere Jahre aufgrund des großen Vitamin-B_{12}-Speichers. Gefährdet sind insbesondere Veganer und Menschen mit Erkrankungen des Magen-Darm-Traktes oder fehlendem Intrinsic Faktor. Auch bestimmte Medikamente wie sogenannte Protonenpumpeninhibitoren, die die Bildung von Magensäure blockieren, können sich auf Dauer ungünstig auswirken. Nach der Adipositas-OP kann es aufgrund der verminderten Bildung des Intrinsic Faktors zu einer unzureichenden Vitamin-B_{12}-Versorgung kommen.

Mangelsymptome Ein Mangel zeigt sich in einer speziellen Form der Blutarmut (Anämie), mit Anzeichen wie Blässe und Müdigkeit. Weitere Anzeichen können Schädigungen am Nervensystem sein, die sich u. a. durch Gangunsicherheit, Verwirrtheit und Konzentrationsstörungen zeigen können.

Welche Menge muss ich nach der OP einnehmen?

Nach der Operation muss Vitamin B_{12} regelmäßig und lebenslang supplementiert werden. Aufgrund des Mangels an Intrinsic Faktor können Sie das Vitamin B_{12} aus den Lebensmitteln bzw. aus dem Multivitamin nicht mehr aufnehmen. Hier gibt es nun andere

Möglichkeiten für Sie: (s. Liste Vitamin-B_{12}-Präparate, Seite 91). Vitamin B_{12} sollten Sie wie folgt supplementieren:

- 1000 µg/Monat in Form einer Spritze (intramuskulär oder subkutan) oder
- 350–500 µg/Tag sublingual als Tablette (löst sich unter der Zunge auf, B_{12} kann über die Mundschleimhaut aufgenommen werden) oder
- 500 µg/Tag als Spray

Ist eine Überdosierung möglich? Bisher sind keine schädlichen Effekte einer Überdosierung bekannt, überschüssiges Vitamin B_{12} wird über die Niere ausgeschieden.

Folat

Folate sind die natürlichen, in der Nahrung vorkommenden Verbindungen. Folsäure hingegen wird synthetisch hergestellt und Lebensmitteln, Vitaminpräparaten und Medikamenten zugesetzt. Folate sind wichtig für die Teilung und Neubildung von Körperzellen und somit für den gesamten Wachstums- und Entwicklungsprozess des Körpers. Gemeinsam mit Vitamin B_{12} unterstützt Folat den Abbau von Homocystein. Dieses ist ein Stoffwechselprodukt, das beim Abbau von Eiweißen entsteht. Erhöhte Homocysteinspiegel können zu Herz-Kreislauf-Erkrankungen führen.

Wie viel Folat brauche ich?

Im Körper werden etwa 12–15 mg Folat gespeichert. Dieser Vorrat reicht für etwa 2–4 Monate. Die D-A-CH empfiehlt 300 µg/Tag für Frauen und Männer. Schwangere benötigen 550 µg/Tag und zusätzlich 400 µg/Tag Folsäure als Präparat.

Gute Folatquellen Grünes Blattgemüse wie Spinat und Salate, Tomaten, Kohl, Hülsenfrüchte, Vollkornprodukte, Leber und Eier.

Wie entsteht ein Mangel?

Folat ist eines der wenigen Mangelvitamine in Deutschland. Aus diesem Grund werden einige Lebensmittel, wie beispielsweise das Speisesalz, mit Folsäure angereichert und können somit zu einer besseren Versorgung beitragen. Ein Mangel kann durch eine sehr einseitige Ernährung, Erkrankungen des Magen-Darm-Traktes, Alkoholmissbrauch oder durch die Einnahme bestimmter Medikamente zur Krebstherapie entstehen.

Mangelsymptome Ein Folatmangel zeigt sich zuerst in Veränderungen des Blutbildes. Anzeichen sind Müdigkeit, Konzentrationsstörungen, Reizbarkeit und Appetitlosigkeit. Bleibt der Mangel länger bestehen, so entwickelt sich eine Blutarmut (Anämie).

In der Schwangerschaft ist Folat besonders wichtig. Beim ungeborenen Kind kann, insbesondere zu Beginn der Schwangerschaft, eine zu niedrige Folatzufuhr zur Entwicklung eines Neuralrohrdefektes, des »offenen Rückens«, führen.

Welche Menge muss ich nach der OP einnehmen?

Sie sollten 400–800 µg Folsäure/Tag einnehmen. Diese Menge ist in den meisten Multivitaminen enthalten. Frauen, die schwanger werden wollen oder könnten, sollten 800–1000 µg Folsäure/Tag einnehmen. Die Gesamtzufuhr an Folsäure sollte für Erwachsene 1000 µg pro Tag nicht überschreiten.

Ist eine Überdosierung möglich? Unerwünschte Wirkungen durch eine zu hohe Aufnahme der natürlichen Folate über Lebensmittel sind bislang nicht bekannt. Jedoch können durch eine hohe Zufuhr der synthetischen Folsäure mögliche Anzeichen eines Vitamin-B_{12}-Mangels verdeckt werden.

Vitamin D

Vitamin D ist unentbehrlich für den Knochenstoffwechsel. Es sorgt bei Kindern für einen guten Knochenaufbau. Im Erwachsenenalter erhält es die Knochen und schützt vor Osteoporose. Vitamin D sorgt für eine verbesserte Aufnahme von Kalzium aus dem Darm ins Blut und ist am Kalzium- und Phosphatstoffwechsel beteiligt. Des Weiteren ist Vitamin D eine Vorstufe hormonartiger Substanzen und wichtig für das Immunsystem.

Wie viel Vitamin D brauche ich?

Vitamin D gehört zu den fettlöslichen Vitaminen. Es nimmt unter den Vitaminen eine Sonderstellung ein, da es sowohl über das Essen aufgenommen als auch durch Sonneneinstrahlung in der Haut selbst gebildet werden kann. Im Alter nimmt diese Fähigkeit jedoch ab. Generell reicht die Sonneneinstrahlung in unseren Breiten in den Monaten von Oktober bis März nicht aus, um eine ausreichende Vitamin-D-Zufuhr sicherzustellen. Vitamin D ist deshalb ein Mangelvitamin, etwa 60% der Bevölkerung sind nicht genügend mit Vitamin D versorgt. Die D-A-CH empfiehlt eine Vitamin-D-Zufuhr von 20 µg pro Tag. Dies entspricht 800 IE (1 µg = 40 IE).

Gute Vitamin-D-Quellen Vitamin D ist meist nur in geringen Mengen in Lebensmitteln enthalten und wenn, dann überwiegend in tierischen Lebensmitteln. Einige Fischarten wie Hering, Lachs und Sardinen liefern nennenswerte Mengen an Vitamin D. Die normale Durchschnittskost versorgt den Menschen somit nicht ausreichend mit Vitamin D.

Wie entsteht ein Mangel?

Eine Mangelversorgung mit Vitamin D entsteht vor allem durch zu wenig Kontakt der Haut mit Sonnenlicht. Mögliche Gründe sind: wenig Aufenthalt an der frischen Luft, z. B. wegen eingeschränkter Mobilität, konsequente Benutzung von Sonnencreme, vollständige Bedeckung der Haut mit Kleidung.

Mangelsymptome Ein Mangel verursacht bei Säuglingen und Kleinkindern Rachitis, einen gestörten Knochenaufbau. Bei Erwachsenen führt ein Mangel an Vitamin D zu Osteomalazie, einer Knochenerweichung. Folgen sind Knochenschmerzen und ein erhöhtes Bruchrisiko für Arme und Beine. Im Alter kann eine Osteoporose auftreten. Bei dieser als Knochenschwund bezeichneten Erkrankung kommt es zu einer Abnahme der Knochendichte mit einer verstärkten Bruchanfälligkeit des ganzen Skeletts.

Welche Menge muss ich nach der OP einnehmen?

Bis zu 90 % der Patienten haben bereits vor der OP einen Vitamin-D-Mangel, der in den meisten Fällen auch weiterhin nach der OP besteht. Vitamin D muss deshalb nach der OP supplementiert werden.

- Schlauchmagen und Magenbypass: bis zu 3 000 IE pro Tag, praktikabel ist die Einnahme von 20 000 IE einmal pro Woche
- Omega-Loop-Bypass: bis zu 20 000 IE (zweimal pro Woche)
- BPD/BPD-DS: bis zu 20 000 IE (zwei- bis dreimal pro Woche)

Je nach Laborwert muss die Vitamin-D-Supplementation angepasst werden. Sprechen Sie bitte hierzu mit Ihrem Adipositas-Zentrum.

Ist eine Überdosierung möglich? Eine Überdosierung ist nur durch eine erhöhte orale Zufuhr mit Vitamin-

D-Supplementen möglich. Intensive Sonneneinstrahlung hingegen kann nicht zu einer Überdosierung führen. Laut D-A-CH liegt die tolerierbare Gesamtmenge an Vitamin D für Gesunde bei 100 µg/Tag, das ist eine Menge von 4000 IE/Tag.

Kalzium

Kalzium ist ein lebenswichtiger und mengenmäßig der bedeutendste Mineralstoff im Körper. Der Körper kann etwa 1000 g Kalzium speichern, 99 % davon befinden sich in Knochen und Zähnen. Kalzium ist jedoch nicht nur der Baustoff unserer Knochen, sondern hat weitere wichtige Aufgaben bei der Blutgerinnung, der Stabilisierung von Zellwänden und bei der Erregungsleitung in Muskel- und Nervenfasern. Hierfür ist ein stets gleichbleibender Kalziumspiegel im Blut die Voraussetzung.

Wie viel Kalzium brauche ich?

Die D-A-CH empfiehlt für Erwachsene eine tägliche Zufuhr von 1000 mg Kalzium.

Gute Kalziumquellen Kalzium ist vor allem in Milch und -produkten enthalten. Weitere gute Quellen sind kalziumreiche Mineralwässer (mindestens 150 mg pro Liter), einige Gemüsearten wie Grünkohl, Brokkoli und Porree sowie Nüsse, besonders Mandeln und Haselnüsse. Voraussetzung für die Kalziumaufnahme ist eine ausreichende Versorgung mit Vitamin D.

Wie entsteht ein Mangel?

Eine ausreichende Kalziumversorgung ist von großer Bedeutung für den Erhalt der Knochenstabilität. Eine langfristig verminderte Zufuhr oder eine geringe Kalziumresorption (z.B. bei einem Vitamin-D-Mangel) führt zu einem Absinken des Kalziumspiegels im Blut. Dadurch wird vermehrt Parathormon aus der Nebenschilddrüse ausgeschüttet. Dieses mobilisiert Kalzium aus dem Knochen, damit genügend Kalzium im Blut für die lebensnotwendigen Körperfunktionen vorhanden ist. Auf Dauer kann dies zu einer Demineralisierung des Knochens und zu einer Osteoporose führen.

Eine Unterversorgung mit Kalzium kann nicht mit einer Bestimmung der Kalziumkonzentration im Blut festgestellt werden.

Mangelsymptome Kalzium hat im Körper verschiedene Aufgaben, weshalb auch die Anzeichen eines Mangels sehr vielfältig sind. Symptome können u.a. sein: Störungen im Knochenstoffwechsel, Muskelkrämpfe, Hautveränderungen, Herz-Kreislauf-Beschwerden.

Welche Menge muss ich nach der OP einnehmen?

Sie müssen nach der Operation regelmäßig Kalzium einnehmen. Bislang wurde die Einnahme von Kalziumcitrat empfohlen. In den neuesten Empfehlungen der amerikanischen Fachgesellschaft (ASMBS – American Society for Metabolic and Bariatric Surgery) von

2017 wird nicht mehr zwischen Kalziumcitrat und -carbonat unterschieden. Ein Kalziumcarbonatpräparat sollten Sie zum Essen einnehmen. Ein Kalziumcitratpräparat hingegen können Sie zum Essen oder auch zwischen den Mahlzeiten einnehmen.

Empfohlen wird jedoch, Kalzium auf Portionen von jeweils nicht mehr als 500 mg aufzuteilen, da Sie dieses dann besser aufnehmen können. Achten Sie bitte auch darauf, dass Sie Kalzium nicht mit Eisen oder dem Multivitamin (enthält meist auch Eisen) einnehmen, da Kalzium die Eisenaufnahme verringert. Hier sollte ein Zeitabstand von zwei Stunden eingehalten werden. Hier die Empfehlungen:

- Schlauchmagen, Magenbypass und Omega-Loop-Bypass: 1000 mg Kalzium/Tag
- BPD/BPD-DS: 1800–2400 mg Kalzium/Tag

Ist eine Überdosierung möglich? Die tolerierbare Gesamtzufuhr liegt für Erwachsene bei 2500 mg Kalzium/Tag. Eine Überversorgung kann bei Menschen mit entsprechender Veranlagung zur Bildung von Harnsteinen führen.

Eisen

Eisen ist ein lebenswichtiges Spurenelement. Es ist Bestandteil des Blutfarbstoffs Hämoglobin, der in den roten Blutkörperchen (Erythrozyten) enthalten ist. Die Hauptaufgabe der Erythrozyten ist der Transport von Sauerstoff zu den Körperzellen. Weiterhin wird

Eisen für die Sauerstoffspeicherung in der Muskulatur und für die Regulation zahlreicher Stoffwechselvorgänge benötigt.

Wie viel Eisen brauche ich?

Im Körper werden etwa 2–4 g Eisen gespeichert. Die D-A-CH empfiehlt für Männer eine Zufuhr von 10 mg pro Tag. Bei Frauen wird unterschieden: Frauen, die keine Menstruation haben, benötigen ebenfalls 10 mg pro Tag, Frauen mit Menstruation benötigen aufgrund der monatlichen Verluste 15 mg Eisen pro Tag.

Gute Eisenquellen Eisen ist in tierischen und pflanzlichen Lebensmitteln enthalten. Gute Lieferanten sind Fleisch und Fleischprodukte, Innereien, grünes Blattgemüse, Vollkornprodukte und Hülsenfrüchte.

Aus tierischen Lebensmitteln kann der Körper Eisen besser aufnehmen als aus pflanzlichen Produkten. Die Aufnahme aus pflanzlichen Lebensmitteln kann aber durch Vitamin C (also durch Vitamin-C-reiche Lebensmittel wie z. B. Zitrone oder Paprika) erhöht werden. Weizenkleie, Kaffee, schwarzer Tee, Kalzium (z. B. in Milchprodukten) und Oxalsäure (in Rhabarber und Spinat) hingegen können die Eisenaufnahme hemmen.

Wie entsteht ein Mangel?

Eisenmangel kann durch erhöhte Eisenverluste, durch einen erhöhten Eisenbedarf und durch eine verminderte Aufnahme von Eisen entstehen. Betroffen hiervon sind insbesondere Frauen mit Menstruation, Schwangere, Stillende, Menschen mit chronischen Darmerkrankungen und mit Malabsorptions- oder Kurzdarmsyndrom.

Mangelsymptome Die ersten Anzeichen eines Eisenmangels sind Müdigkeit, Abgeschlagenheit und Erschöpfung, also die Beeinträchtigung der körperlichen Leistungsfähigkeit. Außerdem können der Wärmehaushalt und das Immunsystem gestört sein. Eine chronisch verminderte Eisenzufuhr führt zur Eisenmangelanämie und damit zur Störung der Blutbildung und zu Blutarmut.

Welche Menge muss ich nach der OP einnehmen?

Hier die Empfehlungen der amerikanischen Fachgesellschaft:

- Schlauchmagen: mind. 18 mg Eisen pro Tag
- Magenbypass, Omega-Loop-Bypass, BPD/BPD-DS: mind. 45–60 mg Eisen (inklusive des im Multivitamin enthaltenen Eisens)
- Frauen mit Menstruation sollten ebenfalls mind. 45–60 mg Eisen einnehmen.

Nehmen Sie Ihr Eisen nicht zusammen mit Kalzium ein, hier sollte ein Zeitabstand von 2 Stunden eingehalten werden.

Ist eine Überdosierung möglich? Der menschliche Körper kann sich vor einer Überversorgung schützen. Sind die Eisenspeicher voll, wird weniger Eisen aus dem Darm aufgenommen. Eine zu hohe Eisenaufnahme bei Gesunden über das Essen ist nicht zu erwarten.

Zink

Zink ist an vielen Stoffwechselvorgängen beteiligt. Etwa 300 Enzyme brauchen Zink, um ihre Funktion im Stoffwechsel, wie z. B. den Aufbau von Proteinen, zu erfüllen. Es ist zudem wichtig für die Zellteilung, das Immunsystem und einige Hormone wie Insulin.

Wie viel Zink brauche ich?

Die D-A-CH empfiehlt eine tägliche Aufnahme von 10 mg für Männer und 7 mg für Frauen. Ein Gesunder, der abwechslungsreich isst, erreicht diese Menge ohne große Probleme. Der Körper hat kaum Zinkspeicher und ist deshalb auf eine kontinuierliche Zufuhr angewiesen.

Gute Zinkquellen Innereien, Fleisch, Milchprodukte, besonders Käse, Eier, Vollkornprodukte, Hülsenfrüchte und Nüsse. Aus tierischen Lebensmitteln kann Zink besser aufgenommen werden als aus pflanzlichen Nahrungsmitteln.

Eine zeitgleiche hohe Zufuhr von Kalzium und Eisen kann die Aufnahme von Zink beeinträchtigen.

Wie entsteht ein Mangel?

Es gibt Personengruppen, die einen erhöhten Bedarf haben und somit einen Mangel entwickeln können. Hierzu gehören Schwangere, Stillende, Menschen mit Diabetes, chronisch entzündlichen Darmerkrankungen, Malabsorptions- oder Kurzdarmsyndrom. Ein leichter Zinkmangel kann relativ rasch auftreten.

Mangelsymptome Da Zink für so viele unterschiedliche Aufgaben gebraucht wird, kann es verschiedene Anzeichen für einen Mangel geben wie Hautentzündungen, Haarausfall, Wundheilungsstörungen, erhöhter Infektanfälligkeit und Appetitlosigkeit.

Welche Menge muss ich nach der OP einnehmen?

- Schlauchmagen: 8–11 mg/Tag, ist mit 100 % der empfohlenen tägl. Zufuhr im Multivitamin enthalten
- Magenbypass und Omega-Loop: 8–22 mg/Tag, ist mit 100–200 % der empfohlenen tägl. Zufuhr im Multivitamin enthalten
- BPD/BPD-DS: 16–22 mg/Tag, ist mit 200 % der empfohlenen tägl. Zufuhr im Multivitamin enthalten

Ist eine Überdosierung möglich? Eine Überdosierung ist mit der Nahrung kaum möglich. Die sichere Einnahmemenge beträgt je nach Alter, Geschlecht und Körpergewicht 13–50 mg/Tag. Über einen längeren Zeitraum sollten nicht mehr als 25 mg/Tag eingenommen werden.

Passende Supplemente finden

Vitamine und Mineralstoffe müssen Sie nach der OP ein Leben lang einnehmen. Welche Supplemente geeignet sind, lesen Sie hier.

Nachfolgend finden Sie Tabellen, in denen geeignete Supplemente der jeweiligen Nährstoffe aufgeführt sind. Diese sind aufgeteilt nach Dosierung und Darreichungsform und sollen Ihnen die Auswahl erleichtern. Die hier genannten gängigen Supplemente finden Sie in der Apotheke, im Drogeriemarkt/Discounter oder auch online.

Die Angaben zu den Nährstoffen beruhen auf den Angaben der Hersteller und beziehen sich nur auf das erwähnte Produkt. Es gibt solch eine Vielzahl von Supplementen, dass es auch in diesem Fall unmöglich ist, hier alle zu nennen. Es wird also kein Anspruch auf Vollständigkeit erhoben.

Stand der jeweiligen Daten ist der Erscheinungstermin des Buches. Viele Hersteller ändern im Laufe der Zeit ihrer Rezepturen oder bieten neue Produkte an.

Aus diesem Grund sollten Sie sich auch die Zeit nehmen und die Angaben auf den Produkten genau lesen. Haben Sie Fragen zu den Supplementen und zu deren Einnahme, so wenden Sie sich am besten an Ihr Adipositas-Zentrum.

Info

Sollten Sie einen Nährstoffmangel entwickeln, so behandeln Sie diesen bitte nicht selbst mit höheren Dosierungen des entsprechenden Nährstoffs. Bitte besprechen Sie mit Ihrem Adipositas-Zentrum, wie Sie den bestehenden Nährstoffmangel am besten beheben können.

Arzneimittel oder Nahrungsergänzungsmittel?

Supplemente können Sie in der Apotheke kaufen oder auch im normalen Handel. Welchen Unterschied gibt es nun zwischen Arzneimitteln und Nahrungsergänzungsmitteln?

Arzneimittel

Arzneimittel, auch als Medikamente bezeichnet, sind nach der Richtlinie 2001/83/EG »alle Stoffe oder Stoffzusammensetzungen, die als Mittel mit Eigenschaften zur Heilung oder zur Verhütung menschlicher Krankheiten bestimmt sind«.

Arzneimittel müssen in klinischen Studien geprüft werden und ein Zulassungsverfahren der deutschen oder europäischen Arzneimittelbehörde durchlaufen. Erst dann dürfen sie an den Endverbraucher abgegeben werden. Die Abgabe ist streng geregelt. So gibt es in Deutschland folgende Einteilung der Arzneimittel:

- Freiverkäufliche Arzneimittel sind nicht apothekenpflichtig und können auch außerhalb von Apotheken verkauft werden.
- Apothekenpflichtige Arzneimittel dürfen nur in Apotheken angeboten werden.
- Verschreibungspflichtige Arzneimittel erhalten Sie nur in Apotheken gegen Vorlage einer ärztlichen Verschreibung (Rezept).

Nahrungsergänzungsmittel (NEM)

Nahrungsergänzungsmittel sind keine Medikamente. Sie gelten als Lebensmittel und müssen demzufolge nicht in Studien erprobt werden und auch kein Zulassungsverfahren durchlaufen. Sie kommen somit ohne behördliche Prüfung auf den Markt. Nach der Richtlinie 2002/46/EG sind Nahrungsergänzungsmittel »Lebensmittel, die

- dazu bestimmt sind, die normale Ernährung zu ergänzen,
- aus Nährstoffen oder sonstigen Stoffen mit ernährungsspezifischer oder physiologischer Wirkung bestehen und in konzentrierter Form vorliegen und
- in dosierter Form (z B. als Kapseln, Tabletten) zur Aufnahme in abgemessenen kleinen Mengen in den Verkehr gebracht werden.«

Für die Einhaltung der lebensmittelrechtlichen Vorschriften sind allein Hersteller, Händler oder Importeure verantwortlich. Die Produkte müssen beim Bundesamt für Verbraucherschutz und Lebensmittelsicherheit (BVL) angemeldet werden. Nahrungsergänzungsmittel werden nur stichprobenartig von der zuständigen Lebensmittelüberwachung der Länderbehörden überprüft.

Multivitaminpräparate

Ein Multivitaminpräparat müssen Sie täglich einnehmen. Sie finden hier eine Auswahl geeigneter Präparate mit der entsprechenden Dosierung. Ihr Präparat sollte alle Vitamine und Mineralstoffe enthalten. Sie sollen jeden Tag 200 % der empfohlenen täglichen Zufuhr einnehmen.

Bitte achten Sie darauf, kein Produkt mit einer Depot-Funktion einzunehmen. Durch die Depot-Funktion werden die enthaltenen Nährstoffe nur langsam freigesetzt. Aufgrund der OP kann Ihr Multivitamin aber zu schnell durch den Darm befördert werden, sodass Sie die Nährstoffe nicht richtig aufnehmen können.

In der Tabelle finden Sie verschiedene Multivitaminpräparate in verschiedenen Darreichungsformen, die größtenteils auch Eisen enthalten. Diesen Eisengehalt können Sie zu Ihrer täglichen Eisenzufuhr dazurechnen. Teilweise enthält das Produkt auch die empfohlene Menge an Eisen. Am besten schauen Sie nochmals genau auf die Angaben. Bei Fragen wenden Sie sich an Ihr Adipositas-Zentrum und Ihre Ernährungsfachkraft.

Beispiele für geeignete Multivitaminpräparate

Darreichungsform	Dosierung pro Tag	Produktname
Brausetabeletten*	1,5	Doppelherz Multivitamin + Mineralien
	1	Supradyn energy
Kapseln	1	Bariatric Advantage Multi Kapseln
	1	WLS forte, fitforme
	1	WLS Primo, fitforme
Kautabletten	1	Bariatric Advantage Multi Kautabletten
	2	Celebrate Multicomplete (mit unterschiedlichen Eisenmengen 36 mg/45 mg/60 mg)
	2	Celebrate Multi Soft Chew
	2	Celebrate Multivitamin
	1	WLS Forte, fitforme
Konzentrat	2 × 10 ml in Wasser gelöst	LaVita Konzentrat
Streupulver	1 Messlöffel	Bariatric Advantage Multi
Tabletten	2	A–Z Komplex, ratiopharm
	2	Body Attack Multi Vitamin
	2	Centrum A–Zink Generation 50+
	2	Eunova Aktiv Complex
	2	Multivitamine & Mineralstoffe, Nu U Nutrition
	2	Multivitamin A–Z, Vit4ever
	1	Supradyn energy Filmtabletten

* Brausetabletten sprudeln stark. Bitte Getränk abstehen lassen oder rühren.

Vitamin-B_{12}-Präparate

Aufgrund des Mangels an Intrinsic Faktor können Sie Vitamin B_{12} nach der Adipositas-OP nicht mehr richtig aus den Lebensmitteln bzw. aus dem Multivitamin aufnehmen. In der nachfolgenden Tabelle finden Sie eine kleine Auswahl von Vitamin-B_{12}-Präparaten in verschiedenen Darreichungsformen. Die Liste erhebt keinen Anspruch auf Vollständigkeit. Hier nochmals die Vitamin-B_{12}-Empfehlungen nach der Adipositas-OP:

- 1000 µg/Monat in Form einer Spritze (intramuskulär oder subkutan) oder
- 350–500 µg/Tag sublingual als Tablette (löst sich unter der Zunge auf, Vitamin B_{12} kann über die Mundschleimhaut aufgenommen werden) oder
- 500 µg/Tag als Spray

Beispiele für geeignete Vitamin-B_{12}-Präparate

Darreichungsform	Empfehlung	Pro Ampulle/Tablette/Sprühstoß	Beispiele
Injektion	1000 µg/Monat	1000 µg	Vitamin B_{12} Depot Hevert
			Vitamin B_{12} 1000 g inject JENAPHARM
			Vitamin B_{12} Depot Rotexmedica
			Vitamin B_{12} Lichtenstein
Kautabletten	350–500 µg/Tag	1000 µg	Vitamin B_{12} IF, Bariatric Advantage
		500 µg	Vitamin B_{12} Kautabletten, BjökoVit
Lutschtabletten	350–500 µg/Tag	1000 µg	Celebrate Vitamin B_{12} Kirsche Schmelztabletten
			Methylcobalamin Vitamin B_{12}, VitaBay
			Methyl-B_{12} mit Zitronengeschmack, Jarrow
			Vitamin B_{12}, fitforme
			Vitamin B_{12} 1000 µg, Metagenics
		500 µg	Vitamin B_{12} Sublingual, Vitality
			Vitamin B_{12} vegan, BjökoVit
Spray	500 µg/Tag	500 µg	B_{12} 500 µg Spray, Pure Advantage
			Vitamin B_{12} Spray 500 µg, Energy Balance

Vitamin-D-Präparate

Vitamin D muss nach jeder Adipositas-OP ausreichend supplementiert werden. Empfohlen werden:

- Schlauchmagen, Magenbypass: 20 000 IE pro Woche
- Omega-Loop-Bypass: 40 000 IE pro Woche
- BPD/BPD-DS: 40 000–60 000 IE pro Woche

Vitamin D ist ebenfalls in verschiedenen Darreichungsformen erhältlich. In der nachfolgenden Tabelle finden Sie eine kleine Auswahl von Vitamin-D-Präparaten. Einige Präparate wie Dekristol und Vigantol Öl sind rezeptpflichtig. Auf manchen Vitamin-D-Präparaten oder auch auf dem Multivitamin ist Vitamin D in der Einheit »µg« und nicht in IE (Internationale Einheiten) angegeben. Sie können dies selbst umrechnen: 1 µg = 40 IE. Bei einem Vitamin-D-Mangel muss die Vitamin-D-Supplementation entsprechend angepasst werden. Bitte sprechen Sie mit Ihrem Adipositas-Zentrum über die richtige Einnahme und lassen Sie Ihre Blutwerte regelmäßig kontrollieren.

Beispiele für geeignete Vitamin-D-Präparate

Darreichungsform	Pro Tablette/ Kapsel/Tropfen	Beispiele
Tabletten	400 IE	Vitamin D, fitforme
	1000 IE	Vigantoletten 1000 IE
		Vitamin D_3-Hevert
		Vitagamma® Vitamin D_3 1000 IE
	20 000 IE	Biomenta® Vitamin D_3 20.000 IE
		Vitamin D_3 Depot, Vitabay
		Vitamin D_3 Depot 20 000 IE, Vispura
Kautabletten	2000 IE	Bariatric Advantage Vitamin D 2000 IU
Lutschtabletten	5000 IE	Celebrate Vitamin D_3
Weichkapseln	5000 IE	Doctor's Best, Vitamin D_3 (enthält Gelatine)
	20 000 IE	Dekristol® 20 000 IE (enthält Erdnussöl und Gelatine, ist rezeptpflichtig)
Tropfen	500 IE	Vigantol® Öl 20 000 IE/ml (rezeptpflichtig)
	1000 IE	Vitamin D_3 1000 IE, natural elements
		Vitamin D_3 1000 IE, Nature Love
		Vitamin D_3 1000 IE, Wehle Sports
		WLS Vitamin D_3 flüssig

Besonders wirksam ist Vitamin D in Kombination mit Vitamin K_2.

Kalziumpräparate

Bislang wurde die Einnahme von Kalziumcitrat empfohlen, da dieses von Menschen mit weniger Magensäure besser aufgenommen werden soll. In den neuesten Empfehlungen der amerikanischen Fachgesellschaft (ASMBS) von 2017 wird jedoch nicht mehr zwischen Kalziumcitrat und Kalziumcarbonat unterschieden. Es wird allerdings empfohlen, Kalziumcarbonat zum Essen zu nehmen. Kalziumcitrat hingegen können Sie zum Essen oder auch zwischen den Mahlzeiten einnehmen.

In der nachfolgenden Tabelle finden Sie eine Auswahl verschiedener Kalziumpräparate, aufgeteilt nach Inhaltsstoffen und Darreichungsformen. Wenn Sie ein Produkt mit Kalziumcarbonat verwenden, das gleichzeitig Citronensäure enthält, wie es beispielsweise bei den Brausetabletten der Fall ist, so wird durch diese Säure Kalziumcarbonat in Kalziumcitrat umgewandelt. Somit können Sie diese Produkte auch gut zwischen den Mahlzeiten einsetzen.

Kalzium können Sie besonders gut aufnehmen, wenn Sie es auf Portionen von jeweils nicht mehr als 500 mg aufteilen. Achten Sie bitte auch darauf, Kalzium nicht gemeinsam mit Eisen oder dem Multivitamin (enthält meist auch Eisen) einzunehmen, da Kalzium die Eisenaufnahme verringern kann. Zwischen der Kalzium- und der Eisenaufnahme sollte ein Zeitabstand von 2 Stunden sein. Hier die Empfehlung:

- Schlauchmagen, Magenbypass und Omega-Loop-Bypass: 1000 mg Kalzium/Tag
- BPD/BPD-DS: 1800–2400 mg Kalzium/Tag

Beispiele für geeignete Kalziumpräparate

Darreichungsform	Kalzium pro Tablette/Kapsel/Stick	Präparatname
Kalziumcitrat		
Kautabletten	500 mg + 500 IE Vitamin D	Kalziumcitrat, Bariatric Advantage
	500 mg + 500 IE Vitamin D	Kalziumcitrat, Soft Chews, Celebrate
	500 mg + 625 IE Vitamin D	Kalzium forte, fitforme
Tabletten/Kapseln	500 mg Kalzium	Kalziumcitrat Kapseln, Vita World
	500 mg Kalzium + 12,5 µg Vitamin D (= 500 IE)	Kalzium Forte, fitforme
Pulver	Je Messlöffel 336 mg Kalzium	Kalziumcitrat Pulver, Kirchengrund
Kalziumcarbonat mit Citronensäure		
Brausetabletten	500 mg	Kalzium Zitronengeschmack, altapharma
	400 mg	Kalzium, Das gesunde Plus
	400 mg + 300 mg Magnesium + 5 µg Vitamin D (= 200 IE)	Magnesium + Kalzium + D_3, Doppelherz
	500 mg + 200 IE Vitamin D + 80 mg Vitamin C	Kalzium, Multinorm
Kautablette	500 mg + 1000 IE Vitamin D	Calcimed D_3 500 mg/1000 I.E., Hermes

Darreichungsform	Kalzium pro Tablette/ Kapsel/Stick	Präparatname
Sticks	500 mg	Kalzium, Multinorm
	600 mg Kalzium, 300 mg Magnesium, 5 µg Vitamin D (= 200 IE)	Magnesium + Kalzium + D_3 direkt, Doppelherz
Kalziumcarbonat		
Kautabletten	600 mg + 400 IE Vitamin D	Kalzium Sandoz® D Osteo, Hexal
Lutschtabletten	400 mg + 1000 IE Vitamin D	Kalzium + D_3, Abtei
Tabletten/Kapseln	600 mg + 5 µg Vitamin D (= 200 IE)	Kalzium + D_3, Body Attack
	250 mg	Kalzium Kapseln, Sanct Bernhard
	600 mg	Kalzium Verla® 600 mg, Verla-Pharm

Eisenpräparate

Eisen ist ein kritischer Nährstoffe insbesondere bei Magenbypass, Omega-Loop-Bypass und BPD/BPD-DS, da hier aufgrund der Umgehung des Zwölffingerdarms der Hauptaufnahmeort des Eisens ausgeschaltet wurde. Deshalb müssen Sie Eisen in höherer Dosierung einnehmen, damit Sie gut damit versorgt sind. Hier die Empfehlungen der amerikanischen Fachgesellschaft:

- Schlauchmagen: mind. 18 mg Eisen/Tag
- Magenbypass, Omega-Loop-Bypass, BPD/BPD-DS: mind. 45–60 mg Eisen/Tag (inklusive des Eisengehaltes im Multivitamin)

- Frauen mit Menstruation sollten ebenfalls die Menge von mind. 45–60 mg Eisen/Tag einnehmen

Denken Sie daran, dass auch im Multivitaminpräparat oft Eisen enthalten ist. Dies trägt ebenfalls zur täglichen Zufuhr bei. Nehmen Sie Ihr Eisen nicht zusammen mit Kalzium ein, hier sollte es einen Zeitabstand von 2 Stunden geben.

Sollten Sie bei einem Magenbypass, Omega-Loop-Bypass oder BPD-/BPD-DS einen Eisenmangel entwickeln, so benötigen Sie voraussichtlich eine Eiseninfusion, um diesen Mangel zu beheben. Beim Schlauchmagen kann, da der Zwölffingerdarm nicht umgangen wurde, ein Eisenmangel mit Tabletten therapiert werden. Bitte besprechen Sie dies mit Ihrem Adipositas-Zentrum.

Beispiele für geeignete Eisenpräparate

Darreichungsform	Eisen pro Tablette/ Kapsel/Stick	Präpartname
Brausetabletten	25 mg	Eisen-Sandoz
	14 mg	Eisen + Vitamine, altapharma
	14 mg	Eisen + Vitamin C, Das gesunde Plus
flüssig	20 ml = 14 mg Eisen	Eisen Vital Tonikum, Doppelherz
	15 ml = 12 mg Eisen	Floradix mit Eisen, Kräuterblut
Kapseln	70 mg	FerroForte, fitforme
	21mg	Ferro Optimum, fitforme

Darreichungsform	Eisen pro Tablette/ Kapsel/Stick	Präpartname
Kautabletten	28 mg	Bariatric Advantage Eisen
	60 mg	Celebrate Eisen 60 mg
	60 mg	Celebrate Soft Chews Eisen + C 60 mg
Sticks	14 mg	Eisen Femin direkt, Doppelherz
	14 mg	Eisen + Metafolin, taxofit
Beutel	Beutel mit 5 mg in Wasser auflösen	Ferrotone®
Tabletten	20 mg	Eisen aktiv 20 mg, Vita2You
	25 mg	Eisen aktiv, Greenfood
	50 mg	Eisentabletten ratiopharm
	35 mg	Eisen Verla® 35 mg

Zinkpräparate

Alle Patienten sollen nach einer Adipositas-OP Zink supplementieren. Die empfohlene Menge hängt von der Art der OP ab.

- Schlauchmagen: 8–11 mg/Tag, ist mit 100 % der empfohlenen täglichen Zufuhr im Multivitaminpräparat enthalten
- Magenbypass und Omega-Loop: 8–22 mg/Tag, ist mit 100–200 % der empfohlenen täglichen Zufuhr im Multivitaminpräparat enthalten
- BPD/BPD-DS: 16–22 mg/Tag, ist mit 200 % der empfohlenen täglichen Zufuhr im Multivitaminpräparat enthalten

Sollte Ihr Multivitaminpräparat nicht ausreichend Zink enthalten, so können Sie Zinkpräparate zur Ergänzung einnehmen. In der nachfolgenden Tabelle finden Sie eine kleine Auswahl von Zinkpräparaten in unterschiedlichen Darreichungsformen. Auch diese Liste erhebt keinen Anspruch auf Vollständigkeit.

Beispiele für geeignete Zinkpräparate

Darreichungsform	Zutaten pro Tablette/ Kapsel	Beispiele
Lutschtabletten	5 mg Zink + 60 mg Vitamin C	Biolectra Zink
	5 mg Zink + 100 mg Vitamin C + 25 mg Histidin	Das gesunde Plus Zink + C+ Histidin
	5 mg Zink + 80 mg Vitamin C	altapharma Zink + Vitamin C
	5 mg Zink + 30 mg Vitamin C	Zinkletten Verla® Himbeere
Brausetabletten	10 mg Zink	Zinkit® 10 Brausetabletten, Wörwag
	10 mg Zink + 120 mg Vitamin C	Zink 10 + c Brausetabletten, Wörwag
Tabletten/Kapseln	10 mg Zink	Unizink 50®, Köhler
	10 mg Zink	Zink Verla® 10 mg
	15 mg Zink	Zinkamin-Falk®
Pulver	10 mg + 25 mg Histidin + 180 mg Vitamin C	Zink-Sandoz® direkt Beutel

Wie nehme ich meine Supplemente nun am besten ein?

Die nachfolgenden Übersichten sollen Ihnen die regelmäßige Einnahme der Supplemente erleichtern.

Schlauchmagen und Magenbypass

Tageszeit	Supplement	Bemerkung
morgens	Multivitamin (200 %)	
vormittags	1 × Eisen	Wenn Ihr Multivitaminpräparat genügend Eisen enthält, benötigen Sie kein zusätzliches.
nachmittags	1 × Kalzium (500 mg)	
spät	1 × Kalzium (500 mg)	
zusätzlich	1 ×/Woche Vitamin D 20 000 IE	
	1 ×/Monat Vitamin-B_{12}-Spritze (oder täglich sublingual)	

Omega-Loop-Magenbypass

Tageszeit	Supplement	Bemerkung
morgens	Multivitamin (200 %)	
vormittags	1 × Eisen	Wenn Ihr Multivitaminpräparat genügend Eisen enthält, benötigen Sie kein zusätzliches.
nachmittags	1 × Kalzium (500 mg)	
spät	1 × Kalzium (500 mg)	

Tageszeit	Supplement	Bemerkung
zusätzlich	2 ×/Woche Vitamin D 20 000 IE	
	1 ×/Monat Vitamin-B_{12}-Spritze (oder täglich sublingual)	

BPD/BPD-DS

Tageszeit	Supplement	Bemerkung
morgens	Multivitamin (200 %)	
vormittags	1 × Eisen	Wenn Ihr Multivitaminpräparat genügend Eisen enthält, benötigen Sie kein zusätzliches.
mittags	1 × Kalzium (500 mg)	
nachmittags	1 × Kalzium (500 mg)	
abends	1 × Kalzium (500 mg)	
spät	1 × Kalzium (500 mg)	
zusätzlich	3 ×/Woche Vitamin D 20 000 IE	Eventuell benötigen Sie auch mehr Vitamin D, je nach Laborwert.
	1 ×/Monat Vitamin-B_{12}-Spritze (oder täglich sublingual)	

Laborunter-suchungen

Die Nachsorge ist ein wichtiger Bestandteil der Betreuung nach der Adipositas-OP. Hier sehen Sie, wann welche Untersuchungen anstehen.

Jeder Patient sollte im ersten Jahr nach der OP nach 1, 3, 6 und 12 Monaten Nachsorgetermine im Adipositas-Zentrum wahrnehmen. Dann erfolgt die Nachsorge noch einmal pro Jahr. Hierbei werden Körpergewicht, Bauch- und Hüftumfang bestimmt, es gibt eine Ultraschalluntersuchung des Oberbauchs sowie eine Ernährungsberatung, in der die Proteinaufnahme und die Einnahme der Supplemente ausführlich besprochen werden. Des Weiteren werden gesundheitliche Fragen und mögliche Probleme wie beispielsweise aktuelle Laborwerte geklärt.

Für die Nachsorge gibt es allerdings keine Abrechnungsziffern, weder für die ärztliche Leistung, die Laborleistung noch die Ernährungsberatung nach der OP. Somit ist es durchaus möglich, dass Sie die Laborkosten für die Vitamin- und Mineralstoffuntersuchungen selbst tragen müssen.

Nach Magenbypass, Omega-Loop-Bypass und BPD-/BPD-DS besteht ein sogenanntes Malabsorptionssyndrom, also eine verschlechterte Aufnahme der Nährstoffe aufgrund der Umgehung des Darms. Hierfür gibt es Diagnoseschlüssel wie

- Z98.0 Zustand nach intestinalem Bypass oder intestinaler Anastomose
  oder
- K90.9 Intestinale Malabsorption.

Eventuell können in diesem Fall die Laborkosten über Ihre Krankenkasse abgerechnet werden. Besprechen Sie dies bitte mit Ihrem Arzt bzw. Ihrem Adipositas-Zentrum.

Die Bestimmung spezieller Laborwerte ist wichtig, um festzustellen, ob Sie ausreichend mit den Nährstoffen versorgt sind. So lässt sich eine mögliche Unterversorgung relativ schnell erkennen und beheben. Im Folgenden lesen Sie, welche speziellen Blutwerte Sie nach Ihrer Operation bestimmen lassen sollten. Weitere Blutuntersuchungen, die sonst routinemäßig bei Ihnen durchgeführt werden, besprechen Sie mit Ihrem Arzt.

Die Referenzwerte sind zum Teil labor- und auch methodenabhängig, weshalb Sie hierzu auch unterschiedliche Angaben finden können. Die in der Tabelle angegeben Werte können deshalb von den Referenzwerten Ihres Labors abweichen. Genaue Informationen zu Ihren Blutwerten und den dazugehörenden Normwerten finden Sie immer auf Ihrem Laborausdruck, direkt bei dem bestimmten Parameter.

Bitte passen Sie die Supplemente bei einem bestehenden Mangel nicht selbst an. Bei der Therapie eines Nährstoffmangels sollten die Laborwerte in kürzeren Abständen kontrolliert werden. Sprechen Sie darüber mit Ihrem Adipositas-Zentrum.

Empfohlene Bestimmung von Laborwerten nach der Adipositas-OP

Labor	Anmerkungen	Wann	Referenzbereich*
Klinische Chemie	Hierzu gehören: Blutbild, Elektrolyte, Glukose, Nierenwerte, Blutfette, Leberenzyme.	im 1. Jahr nach 6 und 12 Monaten, dann jährlich	
Eisen	Bestimmung von Ferritin und Transferrinsättigung	im 1. Jahr nach 6 und 12 Monaten, dann jährlich, bei menstruierenden Frauen halbjährlich	Ferritin: Männer: 30–400 µg/ml Frauen vor Menopause: 13–150 µg/ml Frauen nach Menopause: 30–400 µg/ml Transferrinsättigung: 16–45 %
Thiamin (Vitamin B_1)	Bei wiederholtem Erbrechen messen. Dieses tritt meist in den ersten 3 Monaten nach der OP auf.	jährlich	28–85 µg/l
Vitamin B_{12}	zusätzliche Bestimmung von Holo-Transcobalamin (aktives Vitamin B_{12}) bei Werten im Graubereich	jährlich	< 200 ng/l = Mangel 200–500 ng/l = Graubereich > 500 ng/l = gute Versorgung
Vitamin D	Bestimmung von 25-OH-Vitamin, Parathormon und alkalischer Phosphatase	im 1. Jahr nach 6 und 12 Monaten, dann jährlich	Vitamin D: Referenz: 20–70 pg/ml optimal: 30–70 pg/ml überdosiert: > 100 pg/ml Parathormon intakt: 15–57 pg/ml Alkalische Phosphatase (AP): 35–105 U/l

Labor	Anmerkungen	Wann	Referenzbereich*
Vitamin A, E und K	Mangel kann insbesondere nach Omega-Loop-Bypass und BPD/BPD-DS auftreten	jährlich	Vitamin A: 20–1200 µg/l Vitamin E: 5–18 mg/l Vitamin K: 0,1–2,2 ng/ml
Zink	Mangel kann insbesondere nach Magenbypass, Omega-Loop-Bypass und BPD/BPD-DS auftreten	jährlich	Zink: 60–120 µg/dl im Serum

* Der Referenzbereich ist teilweise labor- und methodenabhängig, genaue Angaben finden Sie auf dem Ausdruck Ihrer Blutwerte.

Stichwortverzeichnis

Liebe Leserin, lieber Leser,

hat Ihnen dieses Buch weitergeholfen? Für Anregungen, Kritik, aber auch für Lob sind wir offen. So können wir in Zukunft noch besser auf Ihre Wünsche eingehen. Schreiben Sie uns, denn Ihre Meinung zählt!

Ihr TRIAS Verlag

E-Mail-Leserservice
kundenservice@trias-verlag.de

Lektorat TRIAS Verlag
Postfach 30 05 04
70445 Stuttgart
Fax: 0711 89 31-748

Bibliografische Information der Deutschen Nationalbibliothek
Die Deutsche Nationalbibliothek verzeichnet diese Publikation in der Deutschen Nationalbibliografie; detaillierte bibliografische Daten sind im Internet über http://dnb.d-nb.de abrufbar.

Programmplanung: Uta Spieldiener
Redaktion: Anne Bleick, Stuttgart
Bildredaktion: Christoph Frick, Nadja Giesbrecht

Umschlaggestaltung und Layout: CYCLUS Visuelle Kommunikation, Stuttgart

Bildnachweis:
Umschlagfoto: Parthena Loenicker
Fotos im Innenteil:
Meike Bergmann, Berlin
Illustrationen: Christine Lackner, Ittlingen

1. Auflage 2018

Printed in Germany

Satz und Repro: Fotosatz Buck, Kumhausen
Gesetzt in: Adobe InDesign CS6
Druck: AZ Druck und Datentechnik GmbH, Kempten

Gedruckt auf chlorfrei gebleichtem Papier

ISBN 978-3-432-10621-2

Auch erhältlich als E-Book:
eISBN (ePub) 978-3-432-10623-6

1 2 3 4 5 6

Wichtiger Hinweis: Wie jede Wissenschaft ist die Medizin ständigen Entwicklungen unterworfen. Forschung und klinische Erfahrung erweitern unsere Erkenntnisse. Ganz besonders gilt das für die Behandlung und die medikamentöse Therapie. Bei allen in diesem Werk erwähnten Dosierungen oder Applikationen, bei Rezepten und Übungsanleitungen, bei Empfehlungen und Tipps dürfen Sie darauf vertrauen: Autoren, Herausgeber und Verlag haben große Sorgfalt darauf verwandt, dass diese Angaben dem Wissensstand bei Fertigstellung des Werkes entsprechen. Rezepte werden gekocht und ausprobiert. Übungen und Übungsreihen haben sich in der Praxis erfolgreich bewährt.
Eine Garantie kann jedoch nicht übernommen werden. Eine Haftung des Autors, des Verlags oder seiner Beauftragten für Personen-, Sach- oder Vermögensschäden ist ausgeschlossen.
Geschützte Warennamen (Warenzeichen®) werden nicht immer besonders kenntlich gemacht. Aus dem Fehlen eines solchen Hinweises kann also nicht geschlossen werden, dass es sich um einen freien Warennamen handelt.